W0471985

Lass die Nahrung deine Medizin sein und Medizin deine Nahrung!

— Hippokrates

Haftung

Der Autor übernimmt keinerlei Gewähr für die Aktualität, Korrektheit, Vollständigkeit oder Qualität der bereitgestellten Informationen. Haftungsansprüche gegen den Autor, welche sich auf Schäden materieller oder ideeller Art beziehen, die durch die Nutzung der dargebotenen Informationen bzw. Nutzung fehlerhafter und unvollständiger Informationen verursacht wurden, sind grundsätzlich ausgeschlossen, sofern seitens des Autors kein nachweislich vorsätzliches oder grob fahrlässiges Verschulden vorliegt.

Die genannten Informationen basieren z.T. auf rein persönlichen Erfahrungen und Erfahrungen anderer. Sie sind keine medizinischen Ratschläge. Jeder ist für sein Handeln selbst verantwortlich. Konsultiere einen Heilpraktiker oder Arzt zur Änderung deines Lebensstils.

Inhaltsverzeichnis

LOS GEHTS →

EINFÜHRUNG

Müdigkeit, Schlaflosigkeit, Lustlosigkeit, Magen & Darm Beschwerden, Haarausfall kennt heutzutage fast jeder.

Diese Probleme gelten für viele Menschen schon als »normale« Beschwerden. Müdigkeit wird oftmals unterdrückt durch Aufputsch-Mittel wie Kaffee, Zigaretten oder zuckerhaltige Limonaden und Süßigkeiten. Der Anfang eines immer tiefer werdenden Kreislaufs. Der Bauchumfang wächst und die Zellen bleiben unterernährt. Die meisten Menschen ändern nichts an der Situation und werfen stattdessen lieber eine Pille ein, um die Symptome zu lindern. Eine gewisse Zeit mag das auch funktionieren, doch irgendwann bekommt jeder die Quittung dafür.

Unsere Lebensmittel, unser Wasser und unsere Umwelt werden immer belastender für unseren Organismus. Täglich atmen wir schädliche Substanzen ein oder kommen mit anderen Umweltgiften in Kontakt. Viele Fremdstoffe erkennt der Körper nicht und lagert sie im ganzen Organismus ein. Somit ist es schwierig heutzutage »schadstofffrei« zu leben.

Doch Gott sei Dank ist unser Körper in der Lage, mit ausreichender Bewegung und der richtigen Ernährung eine Menge dieser

Schadstoffe abzubauen. Die »normalen« Nahrungsmittel der Gesellschaft enthält meist eine Menge Konservierungsstoffe, synthetisch hergestellte Chemikalien und Pestizide. Somit ist unser Körper nicht nur Umweltbelastungen, sondern auch Nahrungsmittelbelastungen ausgesetzt. Aus diesem Grund verbraucht unser Körper Energie, die eigentlich für unser Immunsystem gebraucht wird zur Verarbeitung der Schad-, Gift- und Abfallstoffe.

Doch wohin mit den vielen Fremdstoffen?

Sie werden im Körperfett und in den Organen gespeichert. In dem Buch »WunderLebensMittel« von Dr. Brian Clement steht wie gefährlich unsere Lebensweise geworden ist:

- jeder zweite Mann und jede dritte Frau erleidet im Laufe des Lebens eine Krebserkrankung (mit 58 Millionen Toten jährlich ist Krebs eine der Haupttodesursachen),
- allein in den USA sterben jährlich 700.000 Menschen an Herzerkrankungen,
- Die Weltgesundheitsorganisation (WHO) rechnet damit, dass die Zahl der Todesfälle durch Diabetes in den kommenden Jahren um 50% zunehmen könnte,
- Atemwegserkrankungen bei Kindern sind um 160% gestiegen (...).

Das Gesundheitssystem ist überfordert mit der Situation. Die Kosten, die entstehen, steigen exorbitant an. Die Krankheitssymptome, die früher als typische Altersleiden bekannt waren, treten immer häufiger bei jungen Menschen auf. Ich stelle immer wieder fest, dass sich das Bewusstsein der Menschen verändert hat. Wenn es um das Thema Gesundheit geht, erkennen die Menschen mittlerweile, dass Gesundheit auch immer mit der Ernährung und Bewegung zusammenhängt. Schon der griechische Arzt Hippokrates, der als Begründer der »Medizin als Wissenschaft« gilt, sagte einmal:

»Lass die Nahrung deine Medizin sein und Medizin deine Nahrung!«

Leider bewegen wir uns nicht mehr auf diesem einfachen natürlichem Weg. Wir entfernen uns immer weiter von der Natur.

Kapitel 1

Zucker, Weissmehl, pasteurisierte Milchprodukte, Sojaprodukte, Fleisch, Fisch

ZUCKER

Schon gewusst?

Zucker ist für zahlreiche gesundheitliche Probleme verantwortlich. Das ist schon lange bekannt und in zahlreichen Studien belegt. Doch Zucker macht dich nicht nur krank, sondern ist eines der »un-sexiest« Nahrungsmittel überhaupt. Es macht impotent, lässt Pickel sprießen, begünstigt Haarausfall, trocknet die Haut aus, zerstört deinen Darm, macht dich dick, lässt dich früher alt aussehen. Es sorgt dafür, dass du noch mehr Hunger hast. Wer will das schon?

In einer Studie der Universität of Utah zeigten sich verdoppelte Sterberaten bei Labormäusen, die mit raffinierten weißen Zucker gefüttert wurden. Selbst geringste Mengen davon waren für sie schädlich. Den Mäusen wurde die Zuckermenge von drei Dosen Limonade gegeben, wobei die Fruchtbarkeit männlicher Mäuse sank und sich die Sterberate weiblicher Mäuse verdoppelte. Das Ergebnis der Studie zeigt, dass die Gesundheit stark abnimmt und das bei einer Zuckerkonzentration, die heute als unbedenklich gilt. Durch die toxische Wirkung des raffiniertem Zuckers zeigten die Mäuse sogar ein Inzucht-Verhalten. Der Zucker hat ihr Gehirn so stark verändert, das sie immer dümmer wurden.

Doch nicht nur der raffinierte Zucker ist ein großes Ernährungsproblem. Der Süßstoff Aspartam führte bei der Studie zu noch heftigeren Todesraten bei Mäusen. Nur 25% der täglichen Kalorienzufuhr bekamen die Mäuse in Form von Zucker. Die meisten Menschen essen durchaus mehr als 25% Zucker am Tag.

Kann es sein, dass unkonzentrierte, hyperaktive Kinder einfach zu viel Zucker essen? Eine Studie spricht für die Verhaltensveränderungen bei Jugendlichen durch Zucker. Teenager, die große Mengen zuckerhaltiger Limonade konsumierten, neigten eher zu Gewalt, als Teenager, die keine Limonade tranken. Dies bestätigt: Steigt der Verzehr von Limonade oder raffiniertem Zucker, steigt auch die Wahrscheinlichkeit, dass Kinder und Jugendliche gewalttätiger werden. Noch eine andere Studie ergab, dass jedes Jahr ca. 35 Millionen Menschen durch zu viel Verzehr von raffiniertem Zucker indirekt zu Tode kommen. Forscher meinen, Zucker sei wie »Gift« und fordern eine Kontrolle wie für Nikotin und Spirituosen. Wusstest du, dass Fructose Bestandteil von Nahrungsmitteln ist, die auf ihrem Etikett mit der Aufschrift »ohne Zuckerzusatz« werben? Es gibt mittlerweile unzählige Beweise, dass Fructose chronische Krankheiten auslösen kann und die Leber schädigt. Dies gilt im besonderen Maße für Babynahrung.

Achtung liebe Eltern, Babybrei sollte immer selber hergestellt und nicht fertig gekauft werden. Die meiste Babynahrung enthält extrem viel Zucker und Konservierungsstoffe, damit der Brei auch lange haltbar ist.

Ist Zucker eine Droge?

In einer Studie am American College of Neuropsychopharmacology in Brentwood, Tennessee heißt es: »Zucker löst im Gehirn die gleichen Reaktionen aus, wie Nikotin, Kokain und Morphine.« Zucker macht süchtig. Jeder Deutsche verspeist jährlich im Durchschnitt über 30 Kilogramm Zucker.

Zucker macht dick, depressiv und müde. Er stört das Verdauungssystem, fördert Pilzbefall im Darm, stört das Immunsystem und begünstigt Allergien. Über Jahre führt der Zuckerkonsum zu Knochen- und Gelenkproblemen, Herz-Kreislauf-Erkrankungen und Diabetes. An der Universität in Hannover ergab eine Studie, dass Kinder, die mehr Süßigkeiten als Obst essen, in der Schule schlechter waren, als Kinder mit einer Ernährungsweise, die kaum Zucker enthielt.

Zucker gibt es heute in verschiedenen Formen:

- Maltodextrin,
- fructosehaltiger Maissirup,
- Fructose,
- Dextrose,
- Saccharose,
- Zucker.

Vorsicht:

Oftmals schreiben Hersteller auf Nahrungsmittel, die viel Zucker enthalten, die Inhaltsstoffe verschiedene Zuckerarten, damit der Zucker nicht am Anfang der Liste aufgeführt wird. Wir finden dieses Suchtmittel heute in so vielen Nahrungsmitteln, in denen wir es nicht erwarten würden. Wer nicht ganz genau hinsieht und bewusst darauf achtet Zucker zu meiden, nimmt wahrscheinlich täglich große Mengen davon zu sich.

Er steckt in

fast allen Limonaden und Fruchtsäften, Müslis, Salatsoßen, Broten, Fertiggerichten, Süßigkeiten und vielen anderen Produkten. Man sollte sich immer die Inhaltsstoffe durchlesen. Nur dann kann man sicher sein, dass auch wirklich kein Zucker enthalten ist.

Was macht den Zucker so ungesund?

Zucker ist ein »Vitalstoffräuber«. Er ist so gesundheitsschädlich, weil er so gut wie keine Nährstoffe enthält. Bei der Herstellung von raffiniertem Zucker gehen fast alle Vitamine und Mineralstoffe verloren. Dadurch hat der weiße Zucker fast nichts mehr mit der natürlichen, gesunden Zuckerrübe gemeinsam. Alles was übrig bleibt, sind »weiße leere Kalorien«. Durch die geringen Nährstoffe im Zucker muss unser Körper auf seine eigenen Nährstoffreserven zurückgreifen, damit der Zucker verarbeitet werden kann. Je mehr wir also davon essen, desto mehr Mineralstoffe werden dem Körper entzogen. Sind nicht mehr genug Mineralstoffe vorhanden, werden unsere Organe nicht mehr ausreichend versorgt, und wir werden krank. »Alle raffinierten Nahrungsmittel, die viel Zucker enthalten, tragen ohne Frage einen großen Teil zur Fettleibigkeit und Diabetes bei.« Nach Berechnungen des Deutschen Diabetes-Zentrum (DDZ) steigt die Zahl der Diabetiker zwischen 55 und 74 Jahren bis 2030 auf 6 Millionen.

Vorsicht:

Brauner Zucker, Rohrzucker, Rohr-Rohrzucker ist keinesfalls besser als weißer Zucker und sollte auch nur in geringen Mengen verzehrt werden.

Mögliche Alternativen:

- Agavendicksaft,
- Vollrohrzucker,
- Melasse,
- Datteln,
- Honig.

Am Besten ist es jedoch frisches Obst (z.B. reife Bananen) oder Stevia zum Süßen zu nehmen. Ich will dir keine Panik machen: Du entscheidest, was du isst. Sei dir nur bewusst, welche Auswirkungen es für dich haben kann.

WEISSMEHL

Unser täglich Brot gib uns heute

So steht es in der Bibel, doch ist es auch wirklich so gesund? Alle Getreideprodukte gehören ebenfalls zu den »un-sexiest« Nahrungsmitteln. Wobei die Kombination aus Mehl und Zucker noch gesundheitsschädlicher ist. Dazu gehören Kekse, Kuchen, Croissants und alle Backwaren.

Schon gewusst?

Mit den damaligen Rezepturen des natürlichen Brotes haben die heutigen Backwaren nicht mehr viel gemeinsam. Seit den 50er Jahren gibt es große Veränderungen im Weizenanbau. Durch die Agrarwissenschaften wurden die Weizenarten hybridisiert. Es kam zu neuen Kreuzungen und Zuchtformen, wodurch der Weizen ertragreicher und resistenter gemacht wurde. Das Mehl, mit dem früher gebacken wurde, kann man nicht mehr mit dem heutigen Zuchtweizen vergleichen. Durch den gezüchteten neuen Zwergweizen wurden hohe Erträge eingefahren. Niemand dachte daran, die genetischen Veränderungen des Weizens an Mensch oder Tier vorher zu testen. Man ist davon ausgegangen, dass Weizen letztendlich Weizen bleibt. Doch durch die Veränderungen des Weizens, veränderten sich auch der Eiweiß-, Kohlenhydrat- und Gluten-Gehalt, worauf unser Körper logischerweise auch anders reagiert.

Wusstest du, dass Weizen deinen Blutzucker höher ansteigen lassen kann als raffinierter Zucker?

Dazu kommt, dass bei der Verdauung von Weizen sogenannte Polypeptide entstehen, die sich im Gehirn an »Opiat-Rezeptoren« binden können. Dadurch haben wir immer mehr Hunger und verlangen täglich nach unserem Brot (Suchtgefahr).

Ein Zitat von Dr. Davis aus seinem Buch »Weizenwampe«:
»Weizen regt den Appetit an, denn wir wollen immer mehr Kekse, mehr Kuchen, mehr Salzstangen, mehr Zuckerzeug und mehr süße Getränke.«

Aber Vollkorn ist doch gesund?

Der Glaube Weißmehl sei schlecht und Vollkornmehl sei gesund, hat sich über die letzten Jahre stark verbreitet. Doch wie kann etwas so schädliches wie Weißmehl, das durch etwas weniger schädliches, das Weizenvollkornmehl, ersetzt wird, auf einmal gesund sein? Es gibt ältere Studien, die zwar beweisen, dass Menschen die Weißmehl durch Vollkornmehl ersetzen, seltener an Krebs oder Diabetes erkrankten, doch die Schlussfolgerung, Vollkorn sei deswegen gesund, ist unlogisch. Wir sollten uns darüber bewusst werden, dass Vollkorn zwar nicht so ungesund ist wie Weizen, ABER je weniger wir davon essen, egal ob Weiß- oder Vollkornmehl, umso mehr profitiert unser Körper davon.
Ein weiteres Problem des Weizens ist der enthaltene Klebeeiweiß Gluten. Gluten verklebt deinen ganzen Darm und dadurch kannst

du schlechter Mineralstoffe aufnehmen. Zöliakie ist auf dem Vormarsch und immer mehr Menschen reagieren auf das Gluten im Weizen.

Könnte das vielleicht an der Veränderung des Weizens liegen?

Bei Zöliakie verträgt der Betroffene keine Nahrungsmittel die Gluten enthalten und steigt auf Alternativprodukte um. Doch auch Hirse, Buchweizen, Quinoa oder Amaranth enthalten viele komplexe Kohlenhydrate, die den Blutzucker in ähnlich hohe Bereiche ausschlagen lassen. Aus diesem Grund sind diese »Pseudogetreide« zwar besser, aber nicht für die tägliche Ernährung bestimmt. Durch den hohen Konsum von Weizenprodukten steigt die Gefahr, an Zöliakie zu erkranken an. Zöliakie war vor 50 Jahren sehr selten und taucht erst seit den letzten Jahren immer häufiger auf. Die Symptome sind vielseitig, von einfachen Kopfschmerzen bis hin zu starken Darmproblemen. Wer davon verschont bleiben möchte, sollte weitestgehend auf Weizen verzichten.

Doch wir sind immer noch nicht am Ende der vielen Nachteile von Weizen angelangt. Weiter geht es mit der schädlichen Wirkung von AGEs.

Was sind AGEs?

AGE steht für »Advanced Glycation End Products« und heißt übersetzt Gewebe im Zustand fortgeschrittener Glykierung. AGEs machen zum Beispiel die Blutgefäße unflexibler. Je älter wir werden und umso mehr Produkte wir essen, die den Blutzucker in die Höhe treiben, desto mehr AGEs sammeln sich im Körper an. AGEs sind Abfallprodukte die das Gewebe beschädigen, zum Abbau von Gelenkknorpeln führen oder das Gehirn schädigen.

Wie entstehen AGEs?

Sie entstehen durch die Erhöhung des Blutzuckerspiegels. Alles, was unseren Blutzucker extrem ansteigen lässt, bildet eine Gruppe verzuckerter Proteine im Körper. Dadurch Altern wir schneller und werden unbeweglicher. Zu viele AGEs können außerdem zu Nierenerkrankungen, Arteriosklerose oder Demenz führen. Der AGE-Gehalt kann sich auch durch unterschiedliche Zubereitungsformen wie starkes Erhitzen erhöhen. In einer Studie haben zwei Gruppen das gleiche Gericht erhalten, mit dem einzigen Unterschied, dass bei der einen Gruppe das Essen nur kurz gedünstet und es bei der anderen Gruppe doppelt so lange auf über 200 Grad erhitzt wurde. In der Gruppe mit der stark erhitzten Mahlzeit waren ein viel höherer AGE-Gehalt und Oxidationsmarker nachweisbar.

1. Regel: Versuche so wenig Nahrungsmittel zu essen, die den Blutzuckerspiegel extrem ansteigen lassen (Getreide und Zucker) & achte darauf, deine Mahlzeiten nicht zu sehr zu erhitzen!

Alternativen:

- Mandelmehl,
- Wilder Reis,
- Teffmehl,
- Traubenkernmehl,
- Kokosmehl.

Weißer und brauner Reis hingegen bestehen fast nur aus Zucker und Stärke. Das führt zu einem zu niedrigem Blutzuckerspiegel (Hypoglykämie).

Mandelmehl:

Mandelmehl ist eine super Alternative zu Weizenmehl. Es schmeckt sehr gut und lässt den Blutzuckerspiegel nur gering ansteigen. Außerdem enthalten Mandeln hochwertiges Eiweiß und sind reich an Mineralstoffen wie Magnesium, Kalzium und Kupfer. Aber sie enthalten auch sehr viel Fett. Wer gerne Kuchen aus Mandelmehl zubereitet, sollte es auch hier mit dem Verzehr nicht übertreiben.

Teffmehl:

Teffmehl hat einen hohen Eisengehalt und erhöht somit die Anzahl der roten Blutkörperchen. Dadurch wird der Sauerstoff schneller gebunden und trägt zu einer verbesserten Leistungsfähigkeit und mehr Ausdauer beim Sport bei. Es enthält überwiegend Kalzium, Kalium, Zink und Magnesium, dadurch unterstützt es den Körper bei der Erholungsphase nach dem Sport.

Athleten aus Äthiopien seien unter anderem wegen ihres Teffmehls so geniale Marathonläufer. Durch die hohen Faserstoffe soll das Teffmehl den glykämischen Wert geringer ansteigen lassen als herkömmliche Getreidesorten und ist damit eine gute Alternative zu Weizenmehl.

Traubenkernmehl:

Traubenkernmehl wird aus den Kernen der Weintraube hergestellt. Es enthält OPC, eines der stärksten Radikalfänger. OPC gehört zu den Polyphenolen und somit zu den sekundären Pflanzenstoffen. Es schützt Herz und Blutgefäße, stärkt Augen und Haare und beugt Krampfadern und Schwellungen vor.

Kokosmehl:

Kokosmehl enthält sehr viele Ballaststoffe. Es ist frei von Gluten und Phytinsäure und schmeckt dazu noch sehr gut.

PASTEURISIERTE MILCHPRODUKTE

»Milchprodukte sind gesund und liefern uns viel Kalzium.« Stimmt das wirklich?

So wurde es jahrelang gepriesen. Leider stimmt das nicht! Ganz im Gegenteil. Milch verschleimt den Körper, löst Allergien aus, macht dick und verstärkt den Knochenabbau. Darum gehören auch pasteurisierte Milchprodukte zu den »un-sexiest« Nahrungsmitteln. Dazu gehören Joghurt, Quark, Käse, Milch und alle anderen Produkte, die Milch enthalten. Sie sorgen dafür, dass du einen unangenehmen Körpergeruch entwickelst, eine fettige Haut und Pickel bekommst und dich unwohl fühlst. Studien beweisen, dass die Fruchtbarkeit bei Männern durch zu viele Milchprodukte nachlässt. Mehr als drei Portionen Milch täglich, wobei eine Portion einer Kugel Eis oder einem Glas Milch entspricht, führen bei Männern zu 25% weniger Spermien im Vergleich zu Männern, die weniger oder keine Milchprodukte zu sich nehmen. Dabei vermuten die Forscher, dass die Östrogene der Milch Schuld seien.

An der Harvard Universität wurden 75.000 Frauen über 12 Jahre getestet. Dabei wurde beobachtet, wie sich die Knochen in Abhängigkeit des Milchkonsums verändern. Man stellte fest, dass sich die Knochen nicht verbesserten, sondern im Gegenteil, das Risiko Knochenbrüche zu bekommen durch den Milchkonsum erhöht wurde.

Die Wissenschaftler schlussfolgerten, dass durch den Milchkonsum der Körper übersäuert. Außerdem wird den Knochen Kalzium entzogen um die Säure im Körper zu neutralisieren (Osteoporose). Bekamen die Frauen viel Gemüse, nahm auch die Knochenstärke wieder zu.

Eine andere Studie der Harvard Universität hat ergeben, dass pasteurisierte Milchprodukte eng in Verbindung mit Krebserkrankungen stehen. Durch die Intensivhaltung der Kühe entstehen hohe Werte an Östronsulfat, die in Verbindung mit Brust- oder Hodenkrebs gebracht werden. Durch die Massentierhaltung enthält die pasteurisierte Milch im Gegensatz zur Rohmilch von grasfressenden und glücklichen Kühen bis zu 33 mal mehr Östronsulfat. Dadurch kann die Milch von heute in keinster Weise mit der Milch von früher verglichen werden.

Ein Zitat von Dr. Davaasanbuu aus der Harvard University Gazette:
»Die Milch, die wir heute trinken, ist wohl kaum das perfekte Lebensmittel der Natur.«

In einer anderen Studie wurde die Auswirkung von Milchkonsum auf die Haut untersucht, wobei heraus kam, dass bei erhöhtem Konsum Akne auftreten kann. Zusätzlich verursacht Milch einen erhöhten glykämischen Wert, wodurch die Insulinbildung stark beeinflusst und der AGE-Gehalt stark erhöht wird. Doch wie bei dem Weizen, müssen wir auch bei der Milch unterscheiden. Milch ist

nicht gleich Milch. Milch kann durchaus gesund und ein heilendes Lebensmittel sein.
Organische Rohmilch von grasfressenden Tieren steigert die Abwehrkräfte, fördert die Verdauung und heilt den Körper. Leider gibt es in Deutschland meines Wissens keine Rohmilch zu kaufen. Nur in der Schweiz und Österreich gibt es Bauern, die Rohmilch anbieten und verkaufen.

1. Regel: Vermeide Milchprodukte aus Massentierhaltung! Dazu zählen auch Quark, Joghurt, Käse, Vollmilchschokolade...

Alternativen:

- Reis-Milch,
- Mandel-Milch,
- Kokos-Milch,
- Rohmilch.

Sojaprodukte keine Alternative

Soja wird als bessere Alternative zur Milch verbreitet. Hierbei sollte man jedoch Vorsicht walten lassen. Die Sojabohne enthält bestimmte Bestandteile, die die Aufnahme von wichtigen Vitalstoffen behindern können. Dadurch ist es möglich, dass lebensnotwendige Stoffe und Enzyme einfach nicht mehr aufgenommen werden können. Außerdem vertragen sich die Östrogene der Sojabohne schlecht mit den körpereigenen Hormonen. Wenn man Sojaprodukte verzehrt, sollten diese deshalb aus fermentierten Bohnen hergestellt werden. Dazu zählen u.a. Miso, Temph oder Tamari. Allemal sollten Sojaprodukte in geringen Mengen und ausschließlich aus biologischer Erzeugung stammen, damit man sicher sein kann, dass sie nicht genmanipuliert ist.

FLEISCH

Laut einer Befragung der Universität Göttingen und Hohenheim steigt die Zahl der Vegetarier, (Stand: 22.07.13) 60% der Deutschen wären sogar bereit weniger Fleisch zu konsumieren.

»Der Trend zum weniger Fleisch essen wird
auch in Zukunft anhalten...()«
»()... Die deutsche Agrar- und Fleischindustrie sollte daher auf less but better setzen.« –Sagt Prof. Achim Spiller.

Auch die Umweltschutzbedenken sprechen für einem geringeren Fleischkonsum. Trotzdem hat sich ein Bewusstsein für die Umweltproblematik durch Fleischproduktion bei den meisten Menschen noch nicht entwickelt. Eine Studie der Universität Wien hat ergeben, dass Rindfleisch 25-mal klimaschädlicher ist als erwartet. In der Studie erzeugte ein Kilogramm brasilianisches Rindfleisch so viel Treibhausgase, wie 1600 Kilometer mit dem PKW. Zustande kam die Bilanz durch den großen Weideflächenverbrauch der ehemaligen Regenwaldgebiete. Dazu kommt die unethische Tierhaltung.

Doch nicht nur die ethischen und klimatischen Aspekte sprechen für eine fleischfreie Ernährung. Fleisch wirkt im Körper stark säurebildend und verkürzt daher bei übermäßigem Verzehr nachweislich die Lebenserwartung. Vor allem rotes Fleisch ist nicht zu empfehlen. Diverse Studien, darunter die »China Study« von Campbell, zeigen sehr ausführlich, dass Krebs durch zu viel tierisches Eiweiß in der Ernährung stark begünstigt wird. Die Studie ergab, dass das Risiko an Herz-Kreislauf-Erkrankungen und diversen Krebserkrankungen durch regelmäßigen Verzehr von Rind, Schwein und Lamm erhöht wird. Dabei könne eine Ernährung, in der Fleisch gegen Nüsse ersetzt werden würde, die Lebenserwartung um 19% steigern. Somit landet auch Fleisch auf der Liste der »un-sexiest« Nahrungsmittel. Durch die Übersäuerung und Verschlackung des Darms hat der Fleischkonsum enorme Auswirkungen auf dein Aussehen, z.B. eingefallene Wangen deuten auf zu viel Eiweiß- und Fettkonsum.

FISCH

Leider ist auch Fisch nicht mehr das gesunde Lebensmittel, was es einmal vor 50 Jahren war. Die Kontamination der Fische mit Schwermetallen, Dioxinen und PCB steigt immer weiter an. Durch die Millionen Tonnen kleinster Plastikmüllteilchen im Meer lagern sich Giftstoffe an, die anschließend von den Fischen aufgenommen werden. In einem gestrandeter Pottwal in Südspanien fanden Biologen 17 Kilogramm Kunststofffolie und einen durch Plastik verstopften Magen. In jedem Heringsmagen fanden Forscher kleinste Kunststoffpartikel, die durch die fahrlässige Entsorgung von Plastikresten im Meer entstehen. Dabei landen die Zusätze wie Weichmacher, UV-Schutzmittel und andere Plastik enthaltene Stoffe mit auf unseren Tellern.

Nicht nur Probleme aus dem Meer, sondern auch aus den Flüssen kommen immer mehr dazu. Mikroplastikpartikel aus Kosmetikprodukten landen in den Abwässern. Kaum eine Kläranlage filtert diese Partikel heraus, denn die Art von Filterung ist teurer und nicht gesetzlich vorgeschrieben. Im Meer reichern sich diese und andere Stoffe am Plastik an. Das Plastik wiederum wirkt wie ein Magnet auf Dioxine und Schwermetalle. Diese mit Giftstoffen geladenen Plastikstücke werden dann von den Fischen aufgenommen und lagern sich in ihrem Fettgewebe an. Fettige Fische wie, zum Beispiel der Aal, weisen dadurch hohe Dioxin-Werte auf und sind aus diesem

Grund nicht zu empfehlen. Wer gerne Fisch isst und nicht auf ihn verzichten möchte, sollte immer auf Qualität und Herkunft achten und lieber regionale Fische aus kleinen Teichen vorziehen.

Kapitel 2

Entgiftung, Leberreinigung

ENTGIFTUNG

Ich habe jahrelang täglich Leistungssport betrieben ohne auf meine Ernährung zu achten. Verlangt man viel von seinem Körper, verlangt der Körper hochwertige Nahrung. Doch nicht nur für Sportler, sondern für alle, die sich bewusst gesund ernähren möchten, ist es extrem wichtig, die besten Lebensmittel mit vielen Nährstoffen aufzunehmen.

Jeder braucht Energie. Den wenigsten Menschen ist bewusst, wie Lebensmittel Körper, Geist und Seele beeinflussen. Egal ob wir krank, zu dick oder zu dünn sind, ob wir schlechte Haut oder andere Probleme haben, die Ernährung kann ein ausschlaggebender Punkt sein.

Ich gehe seit vielen Jahren unterschiedlichen Ernährungstipps nach und habe schon viele Erfahrungen gesammelt. Es waren nicht immer positive, doch letztendlich waren es Erfahrungen, die ich machen musste, um da zu stehen, wo ich jetzt bin. Auch wenn es mit Sicherheit kein hundertprozentiges Rezept für die perfekte Gesundheit gibt, bin ich überzeugt davon, dass es jeder Mensch schaffen kann, aus eigener Kraft sein Lebensgefühl zu verbessern.

Mit 21 Jahren ging es mir gesundheitlich permanent schlecht. Ich war so geplagt von Angst, Alpträumen und schlechten Gedanken, dass es für mich schwer war, überhaupt an etwas Positives oder Schönes zu denken. Um dir einen kleinen Eindruck zu verschaffen, habe ich nachfolgend ein paar meiner Symptome aufgeschrieben:

- Chronische Magenschmerzen,
- Schlaflosigkeit,
- Haarausfall,
- Schlechte Haut,
- Rückenschmerzen,
- Schuppenflechte,
- Schwindelanfälle,
- Chronische Darmbeschwerden,
- Diverse Allergien (Pollen, Nahrungsmittel, Pestizide, Abgase, Laserdrucker, Feinstäube etc.),
- Migräneanfälle,
- Gliederschmerzen.

Heute erfreue ich mich der Erkenntnis, die ich über Lebensmittel gewonnen habe und genieße mein Leben. Wer versteht, wie wertvoll eine gesunde Ernährung ist, kann damit viel mehr erreichen als er sich wahrscheinlich zutraut. Natürlich spielt nicht nur die Ernährung eine Rolle. Bewegung, Entgiftung und das seelische Befinden sind ebenfalls wichtig.

Ich weiß, wie umstritten das Thema Gesundheit und Ernährung ist. Jeder hat andere Erfahrungen gesammelt und deswegen gibt es auch viele verschiedene Standpunkte. Darum sollte sich jeder das Beste für sich persönlich heraussuchen und ausprobieren. Es ist wichtig, kritisch zu sein und nicht alles zu glauben, was man hört und liest. Wichtig ist, dass man offen für Neues ist und ausprobiert. Schließlich lernt man aus Erfahrungen am besten.

LEBERREINIGUNG

Als ersten und sehr wichtigen Schritt empfehle ich eine innere Reinigung. Ist der Körper über die Jahre erst einmal verschlackt, hilft die gesündeste Nahrung nichts, da der Darm Schwierigkeiten hat die Nahrung aufzunehmen. Eine sehr einfache Methode ist es, einen großen Löffel Bittersalz in einem warmen Glas Wasser zu sich zu nehmen und eine Runde zu joggen. Schlackenreste und Ablagerungen an den Darmwänden lösen sich und werden raus gespült. Dadurch fühlt man sich sofort besser.

Eine Darmtherapie auch »Colon-Hydro-Therapie« genannt, ist eine andere Variante, bei der ein Therapeut mit einem Darmreinigungsgerät einen Wassereinlauf vornimmt. Einläufe, ob mit Bittersalz, Klistier-Beutel oder einer Colon-Hydro-Therapie, entfernen Giftstoffe, Nahrungsmittelreste, Bakterien, Viren und all die angesammelten Chemikalien aus dem Darm, die sich dort über Jahre angesammelt haben. So eine Maßnahme ist äußerst wichtig für unsere Gesundheit. Es ist die einfachste Methode den Körper zu entgiften und den Kopf freizumachen. Je nachdem wie dein gesundheitlicher

Zustand ist, entscheidest du selbst, wie oft du einen Einlauf durchführen möchtest.

Regel: Führe alle 6 Monate eine gründliche Darmreinigung durch, mit anschließendem Aufbau der Darmkulturen (Einnahme von Milchsäurebakterien, z.B. Combi Flora)!

Sehr verschlackten Menschen empfehle ich das Leber-Reinigungs-Programm nach Dr. Hulda Reger Clark's Buch »Heilverfahren aller Krebsarten«. Die Leberreinigung hilft bei Verdauungsproblemen und sorgt dafür, dass die Verdauungssäfte wieder richtig fließen können.

Information:

Empfindlichen Person rate ich das Programm vorher mit ihrem Arzt oder Heilpraktiker zu besprechen. Wenn du zwei oder mehr der folgenden Symptome an deinem Körper feststellst, ist eine Leberreinigung ratsam.

- Chronische Müdigkeit,
- häufige Schwindelanfälle,
- häufige Mandelentzündungen,
- Hormonstörungen,
- Krebsleiden (vorbeugend bzw. postoperativ),
- Multiple Sklerose,
- Morbus Alzheimer,

- [ ] Hyperhidrose (starkes Schwitzen),
- [ ] Haarausfall auf der Kopfmitte,
- [ ] Allergien,
- [ ] Diabetes Typ II,
- [ ] Ödeme,
- [ ] Über- oder Untergewicht,
- [ ] Chronische Nieren- oder Harnwegleiden,
- [ ] Asthma,
- [ ] Hyperglykämie (erhöhte Blutzuckerwerte),
- [ ] Gallensteine,
- [ ] Hepatitis A, B, C,
- [ ] Leberzirrhose,
- [ ] Chronische Rückenschmerzen,
- [ ] Gelenksteifheit,
- [ ] Osteoporose,
- [ ] Gicht,
- [ ] Infarkt Risiko,
- [ ] Bluthochdruck,
- [ ] Erhöhte Cholesterinwerte,
- [ ] Krampfadern,
- [ ] Arteriosklerose,
- [x] Hämorrhoiden,
- [x] Chronische Verstopfung, Durchfall, Blähungen,
- [ ] Zahnfleischbluten,
- [ ] Übersäuerung,
- [ ] Darmpilze, -Parasiten, etc.,

- Pigmentstörungen,
- Hautkrankheiten,
- Herpes,
- Potenzprobleme,
- Menstruationsbeschwerden.

Folgendes brauchst du:

- 100g Bittersalz (Magnesiumsulfat)
- 125ml hochwertiges kaltgepresstes Olivenöl (am besten aus dem Bioladen)
- 2 kleine bis mittelgroße Grapefruits
- 800ml stilles Wasser

Eine Woche bevor du mit dem Programm beginnst, solltest du versuchen, keine tierischen Produkte und wenig Fett zu verzehren. Viel Gemüse und Obst sind sehr zu empfehlen. Eisgekühlte Getränke und Speisen sollten jedoch gemieden werden, denn diese überlasten die Leber. Zimmertemperierte Nahrung ist in Ordnung.

An dem Tag, an dem die Kur beginnt, darf KEIN Fett gegessen werden. Keine Butter, keine Öle etc.. Frühstück und Mittag darf zwar gegessen werden, aber bedenke, ohne Fett. Morgens bietet sich ein grüner Smoothie oder Obst an, mittags eine Tasse gekochter Reis mit Gemüse.

Die genauen Abläufe sind:

- ab 14 Uhr nichts mehr essen,
- ab 16 Uhr dann auch nichts mehr trinken,
- ab 17:30 Uhr Zubereitung des Bittersalzes,
- hierzu 800ml stilles Wasser mit 4 gehäuften Esslöffel Bittersalz in einer Schüssel zubereiten und lange umrühren, bis sich das Salz aufgelöst hat,
- 18 Uhr 200ml von den 800ml der Bittersalzlösung trinken,
- 20 Uhr ein zweites Glas mit 200ml der Bittersalzlösung trinken,
- 21:30 Uhr die beiden Grapefruits auspressen, (¾ Tasse voll). Der Saft wird anschließend (ohne Fruchtfleisch, z.B. durch ein Sieb) in ein Gefäß mit dem Olivenöl (125ml) gegeben,
- das Gefäß verschließen und die Ölmischung gut durchschütteln (funktional ist dies nur mit frisch gepressten Grapefruits),
- 22 Uhr die Öl-Saft-Mischung am Bett auf einmal austrinken und sofort hinlegen (je schneller du dich hinlegst, desto effektiver wird die Reinigung),
- bleibe mindestens 20 Minuten auf dem Rücken liegen, der Kopf sollte dabei leicht gestützt sein sonst können die Steine nicht aus der Leber gespült werden,
- versuche zu schlafen,
- am nächsten Morgen um 6 Uhr werden wieder 200ml der Bittersalzlösung getrunken, anschließend wieder hinlegen,
- um 8 Uhr werden wieder 200ml der Bittersalzlösung getrunken (die letzten 200ml),
- wenn du dich nochmal hinlegen möchtest, kannst du wieder ins

Bett gehen,

- ab 10 Uhr kann Fruchtsaft getrunken werden,
- ab 12 Uhr kann wieder normal gegessen werden (aber leichte Kost).

Durch die Leberreinigung verbessert sich deine Verdauung enorm. Gesundheitliche Probleme wie Allergien, Entzündungen und Verdauungsprobleme verschwinden. Die Leber ist das Entgiftungsorgan Nummer eins. Ohne sie können wir nicht leben. Sie schützt den Körper vor Giften, Abgasen, Chemikalien und allen Stoffen, die den Körper schwächen. Sie speichert wichtige Vitamine, erzeugt Verdauungssäfte und tötet Bakterien und Viren ab. Krankheit ist immer ein Zeichen einer überlasteten Leber. Die Leber zu reinigen, ist ein großer Schritt Richtung Gesundheit. Da alles in der Leber gefiltert wird, bilden sich dort Ablagerungen oder Gallensteine.

Ihre Hauptaufgabe ist es Galle zu produzieren (1 – 1,5 Liter pro Tag). Die Galle sorgt wiederum dafür, dass Gifte, Fette und Öle abgebaut und ausgeschieden werden. Wenn die Galle mit zu vielen Toxinen belastet wird, verhärtet sie und es können Gallensteine in Leber und Gallenblase entstehen. Über die Jahre sammeln sich viele Steine in der Leber, sodass der Gallenfluss verstopft. Es kommt somit zu Krankheiten und anderen gesundheitlichen Problemen. Die Reinigung sollte alle 2-3 Wochen wiederholt werden, bis keine Steine mehr kommen. Erst dann kann man sicher sein, dass die Leber gereinigt ist. Ich habe 10 Reinigungen gebraucht, bis keine

Steine mehr kamen. Auch wenn die Leberreinigung sehr umstritten ist, tat sie mir sehr gut. Durch Ausprobieren erfährt man am besten, ob etwas funktioniert. Im Internet findet man viele weitere Informationen und Bücher zur Leberreinigung.

Kapitel 3

HUNGER ZULASSEN, EIWEISSQUELLEN, BIOPHOTONEN, GRÜNE SMOOTHIE´S, CHLOROPHYLL, DIE EIGENE APOTHEKE DIREKT IM GAR-TEN, FUCHSBANDWURM, ENZYME, MAGENSÄURE REGULIEREND, ALLES AUS BIOLOGISCHEM ANBAU

HUNGER ZULASSEN

Wer kennt ihn noch, den richtigen Hunger?

Ein Fehler, den sicherlich viele Menschen machen, ist es, nicht auf ihn zu warten. Genau hier liegt das Problem. Die meisten Menschen essen aus Gewohnheit oder Langeweile. Essen wir aus reiner Gewohnheit, obwohl wir keinen Hunger haben, ist die Zelle überhaupt nicht bereit, Energie aufzunehmen. Sie verlangt nicht danach und trotzdem essen wir. Folglich wird die Energie in Fett umgewandelt, und wir werden dick. Dazu kommt, dass wir gerne zu den falschen Lebensmitteln greifen. Die Konsequenz: der Körper wird mit Stoffen überschwemmt die er nicht braucht. Dabei erbringen wir die höchsten Leistungen und haben den klarsten Kopf, wenn wir hungrig sind.

Regel: Versuche dich nicht an Uhrzeiten, sondern an deinem Hunger zu orientieren. Esse nur, wenn du hungrig bist!

EIWEISSQUELLEN

Viele Menschen fragen sich vielleicht, woher das Eiweiß kommt, wenn kein Fleisch mehr auf dem Speiseplan steht. Der Glaube, hochwertiges Eiweiß sei nur in tierischen Produkten enthalten ist jedoch nicht korrekt, denn Eiweiß besteht aus Aminosäuren, und diese finden wir auch in Pflanzen. Nicht umsonst fressen die größten und langlebigsten Tiere der Welt kein Fleisch, sondern Pflanzen. Gorillas, Elefanten oder Nashörner bekommen ihre Muskeln vielmehr durch Früchte, Gräser und Blätter. Alle wichtigen Proteine finden wir auch in der Pflanze. Problematisch ist nur, dass wir erst ihre harten Zellwände aufbrechen müssen, um an die geballte Kraft der Inhaltsstoffe zu gelangen. Gründliches Kauen hilft nicht viel, Kochen zerstört die wichtigen Inhaltsstoffe und macht daher auch wenig Sinn. Aus diesem Grund müssen wir die Zellulose durch das Mixen aufbrechen (dazu später mehr).

Tierisches vs. pflanzliches Eiweiß

Tiere, die Pflanzen fressen, leben länger. Fleisch macht den Körper sauer, was wahrscheinlich ein Grund ist, warum fleischfressende Tiere nicht so lange leben. Pflanzliches Eiweiß ist nicht krebserregend. Das wertvollste Eiweiß bekommen wir aus grünen Blättern, Gräsern oder Wildkräutern.

GRÜNE SMOOTHIES

»Die Natur kann von keinem belehrt werden, sie weiß immer das Richtige.« –Hippokrates

Affen, die in der Wildnis leben, kennen keine chronisch-degenerativen Krankheiten wie Herz-Kreislauf-Erkrankungen oder Demenz. Diese Tiere ernähren sich überwiegend von Wildnahrung mit einem großen Anteil an grünen Wildkräutern. Wir Menschen sind genetisch zu 99,4% mit den Affen identisch. Leben Affen in einem Zoo und werden von Menschen mit denaturierten Nahrungsmitteln gefüttert, werden auch sie krank. Der Gorilla ist eines der stärksten Tiere auf dem Planeten und ernährt sich bis zu 80% von grünem Blattgemüse. Leider ist grünes Blattgemüse sehr bitter und für die meisten Menschen geschmacklos. Durch den grünen Smoothie werden die Bitterstoffe jedoch schmackhaft gemacht.

Was sind grüne Smoothies?

Ein grüner Smoothie besteht aus ca. 50% Früchten und 50% grünem Blattgemüse, verdünnt mit stillem Wasser. Er wird in einem Mixer püriert, wodurch ein luftig cremiger, weicher Brei entsteht. Ein Smoothie ist nicht nur schnell zubereitet, sondern enthält auch eine Vielzahl an Vitalstoffen, die für Gesundheit bis ins hohe Alter erforderlich sind. Durch die Kombination aus frischem, süßen Obst und bitterem Blattgemüse wird der Smoothie erst richtig lecker. Die grünen Blätter sorgen für eine Fülle von Nährstoffen. Kombiniert mit der Süße des Obstes, entsteht eine nicht nur gesunde, sondern auch sehr schmackhafte Mahlzeit. Victoria Boutenko, die Erfinderin der grünen Smoothies, hat sich und ihre Familien mit reiner Rohkost heilen können. Die ganze Familie litt an verschiedenen Krankheiten. Sergei Boutenko, der Sohn von Victoria hatte Diabetes, das schulmedizinisch als unheilbar galt. Doch selbst nach jahrelanger Rohkost verschwanden Mangelerscheinungen und Verdauungsprobleme nicht vollständig. Daraufhin forschte sie weiter und stellte fest, dass Primaten im Gegensatz zu uns Menschen Chlorophyll aufspalten können. Frau Boutenko experimentierte daraufhin mit einem Hochleistungsmixer und zerkleinerte Blattgrün mit etwas Obst. Der grüne Smoothie war geboren.

Das Besondere am grünen Smoothie ist, dass das Chlorophyll aus dem Smoothie uns noch mehr zur Verfügung steht, als in einem einfachen Salat. Dazu enthält es eine Menge Ballaststoffe und sekundäre Pflanzenstoffe, die unserem Körper zusätzlich gut tun. Für den Einstieg habe ich die Erfahrung gemacht, dass 60-70% Früchte und 30-40% Pflanzengrün ein optimales Verhältnis ist. Das Ganze dann noch bis zur Hälfte mit Wasser auffüllen, mixen und fertig ist der grüne Smoothie.

Beachte: Wurzelgemüse ist nicht für den Smoothie geeignet, da es Stärke enthält und nicht gut mit dem Obst und dem Blattgemüse harmoniert.

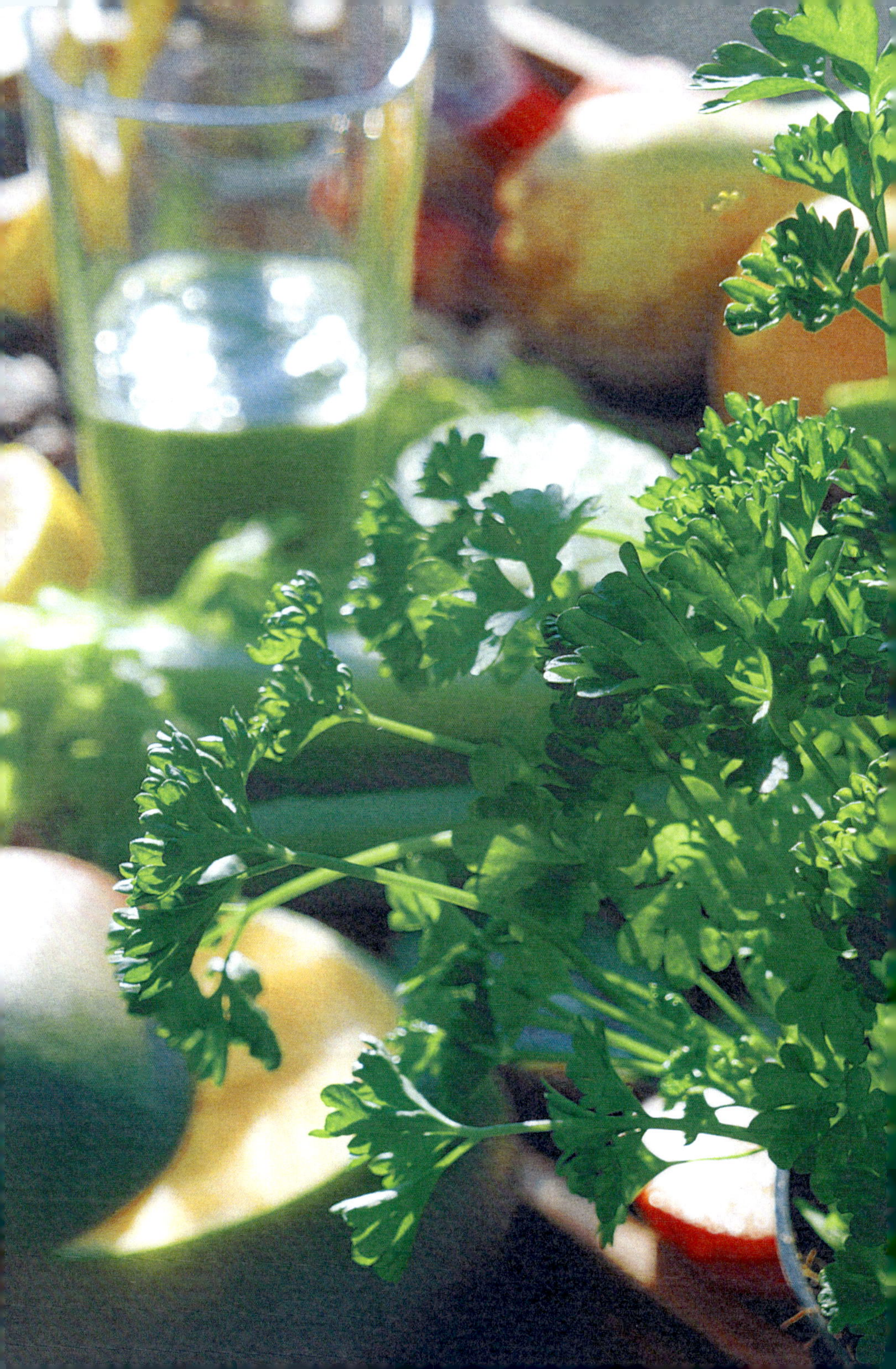

Aber auch hier gilt wieder Probieren geht über Studieren. Durch den Mixvorgang werden die Früchte und das Blattgemüse so zerkleinert, dass unser Organismus schnell und ohne großen Aufwand auf alle Vitalstoffe zugreifen kann. Dadurch sparen wir enorm viel Zeit und Energie. Da wir die ganze Frucht verwenden können, entsteht weniger Abfall als z.B. beim Entsaften. Das Vorteilhafte daran ist, dass unser Körper nicht länger Energie aufbringen muss um die halbverdaute Nahrung zu zerlegen.

Unsere Gesellschaft ist davon geprägt alles schnell zu machen, das gilt auch für die Nahrungsaufnahme. Wir kauen unsere Nahrung nicht lang genug und deswegen ist unser Magen nicht mehr in der Lage den Nahrungsbrei vollständig zu verdauen. Es kommt zur Gärung und Fäulnis im Darm. Bei ausreichendem Kauen wird die Nahrung bereits mit dem Speichel vorverdaut und unser Magen muss weniger Arbeit aufbringen. Essen wir zu schnell und kauen unsere Nahrung nicht gut genug, kommt es früher oder später zu Problemen. Der Grüne Smoothie wird durch den Mixvorgang sozusagen vorverdaut.

CHLOROPHYLL

Chlorophyll ist das Farbpigment, dass Pflanzen ihre grüne Farbe verleiht. Es ermöglicht ihnen Photosynthese zu betreiben. Photosynthese ist nichts anderes als die Erzeugung von CO2 und H2O mit Hilfe von Licht zu energiereichen Kohlenhydraten. Damit Pflanzen Photosynthese betreiben können, sorgt das Chlorophyll für die Absorption des Lichts, sowie die Weiterleitung der Lichtenergie. Was macht das Chlorophyll aber genau in unserem Körper?

Die Gesundheit unseres Körpers ist abhängig von der Qualität unseres Blutes, je gesünder das Blut, desto gesünder der Mensch. Chlorophyll wird auch »grünes Blut« genannt, weil es unserem roten Blutfarbstoff dem Hämoglobin ähnelt. Der einzige Unterschied ist, dass im Zentrum der chemischen Struktur des Chlorophylls ein Magnesium-Molekül und im Zentrum des Hämoglobin ein Eisen-Molekül liegt. Einige der vielen Aufgaben des Chlorophylls ist die Unterstützung bei dem Aufbau neuer Blutzellen. Außerdem trägt es zur Entgiftung krebserregender Substanzen bei, fördert die Wundheilung, sowie die Regeneration von Strahlenschäden. Chlorophyll liefert dem Körper viele Mikronährstoffe, darunter Vitamin A, C, K, Folsäure, Vitamin B6, Kupfer, Calcium, Kalium, gesunde Fettsäuren und alle essentiellen Aminosäuren. Chlorophyll ist wie grünes Sonnenlicht: Je mehr Chlorophyll eine Pflanze enthält, desto größer ist der gesundheitliche Nutzen. Zusätzliche Vorteile sind, dass wir schöne Haut bekommen und es antidepressiv wirkt.

DIE EIGENE APOTHEKE DIREKT IM GARTEN

Heilkräuter die fast in jedem Garten wachsen.

Löwenzahn:

Das ist doch nur was für Kaninchen, oder? Falsch.

Das »Unkraut-Wildkraut« aus dem Garten ist für jedes Lebewesen gut. Ob Probleme mit der Leber, den Nieren oder dem Darm. Es ist ein »uraltes Heilmittel«, welches das Blut reinigt und es basisch macht. Durch die Bitterstoffe wird der Magensäurespiegel erhöht und die »guten Darmbakterien« werden reguliert. Löwenzahn wird auch immer häufiger erfolgreich als Anti-Krebsmittel eingesetzt. Es enthält Vitamin C & D, Vitamin A & E, Eisen, Mangan, Magnesium, Kalium, Phosphor, Schwefel, Silizium, Natron, Saponine und Phytoöstrogene.

Brennnessel:

Die Brennnessel ist eine der besten Quellen für Silizium. Silizium ist wunderbar für Haut und Haar. Brennnessel hilft enorm bei der Fettverbrennung und stärkt die Schilddrüsenenergie. Sie wirkt entzündungshemmend, hilft bei der Beseitigung von Harnsäure und reinigt die Leber. Brennnesseln enthalten Serotonin, einen Neurotransmitter, der sich positiv auf die Glücksgefühle auswirkt. Es ist eines der besten Wildkräuter und wächst überall.

Giersch:

Giersch, auch Dreiblatt genannt, ist ein traditionelles Heilmittel und wirkt gegen Gicht und Rheuma, ist harntreibend, wirkt entgiftend und appetitanregend. **Vorsicht beim Sammeln:** Giersch kann schnell verwechselt werden. Der »Doppelgänger« des Gierschs ist sehr giftig und heißt Schierling. Bitte beim Sammeln darauf achten, das der Blattstiel im Querschnitt dreieckig ist. Dann kann nichts passieren. Der giftige Doppelgänger hat keinen dreieckigen Blattstiel. Es ist hilfreich, einen guten Wildkräuterführer zu konsultieren oder an einer Wildkräuterwanderung teilzunehmen. Hier wird man genug erfahren.

Die Winteralternative - Grünkohl:

Im Winter bietet sich Grünkohl anstelle der Wildkräuter für den grünen Smoothie an. Er ist ein unglaublich gesundes, vital-stoffreiches Gemüse. Mit den hohen Werten an vielen wichtigen Ballaststoffen, Mineralien, Vitaminen und Spurenelementen kann man ihn ohne Frage zu den Superfoods zählen. Der hohe Protein- und Eisengehalt macht sogar dem Fleisch Konkurrenz. Grünkohl ist unter dem Kohlgemüse eines der hervorragendsten Sorten für eine vital-stoffreiche Ernährung. Es gibt ihn aber nicht nur im Winter, sondern man kann ihn das ganze Jahr in verschiedenen Variation zu sich nehmen, z.B. in Form von Schwarzkohl oder russischem Kohl.

Regel: Trinke jeden Tag mindestens einen grünen Smoothie - am besten mit Wildkräutern!

DIE HEILKRAFT DER GRÜNEN SMOOTHIES

Beschwerden	***Wirkung der Grünen Smoothies***
Ermüdung	Versorgung mit wichtigen Mineralstoffen und Spurenelementen.
Gelenkschmerzen	Fehlende Mineralstoffe werden zugeführt.
Krankheits-anfälligkeit	Stärkung des Immunsystems und der Abwehrkräfte.
Haarausfall	Sorgt für ausreichend Mineralien und normalisiert den Stoffwechsel.
Haut- und Haarschuppen	Erhöht die Widerstandsfähigkeit und wirkt blutreinigend.
Magenschmerzen	Entgiftet, wirkt antibakteriell und schleimlösend.

FUCHSBANDWURM

Eine Studie hat bewiesen, dass der Fuchsbandwurm nicht durch Wildkräuter, Pilze oder Beeren übertragen wird, sondern vielmehr durch nicht entwurmte Hunde als »Zwischenwirt«. Die Wahrscheinlichkeit im Lotto zu gewinnen ist höher als an einem Fuchsbandwurm zu erkranken. Ein starkes Immunsystem, welches u.a. durch Wildkräuter-Smoothies gestärkt wird, bietet den allerbesten Schutz vor Eindringlingen. Es gibt keine Beweise, dass man sich beim Verzehr von Waldfrüchten und Kräutern mit dem Fuchsbandwurm infiziert. Die Hundehaltung stellt den größten Risikofaktor dar, deswegen ist regelmäßiges Entwurmen ratsam.

BIOPHOTONEN

Was sind Biophotonen?

Fritz-Albert Popp ist ein Biophysiker, der zellulare, interzelluläre Kommunikation erforschte. Er konnte nachweisen, dass Lebewesen wie Pflanzen, Menschen und Tiere ultraschwaches Licht aussenden. In seinem Buch »Die Botschaft der Nahrung – Unsere Lebensmittel in neuer Sicht« betont er, dass wir nicht Kalorienfresser, auch nicht Fleischfresser, Vegetarier oder Allesfresser seien, sondern Ordnungsräuber und Lichtsäuger. Er zeigt in einem Versuch auf, wie man die Qualität von Lebensmitteln mit der Anzahl von

Biophotonen messen kann. Mit einem Biophotonenmikroskop hat er herausgefunden, dass Eier von Hennen aus Legebatterien nicht mehr leuchteten. Die Eier von freilaufenden Hennen hingegen, wiesen höhere Biophotonenstrahlung auf. Prof. Dr. Fritz Albert Popp erkannte, dass wir bioelektrische Wesen sind, die von der Sonne genährt werden. Die Sonne sendet elektromagnetische Energie, welche durch die Photosynthese der Pflanze in Chlorophyll umgewandelt wird. Genau dieses Chlorophyll ist wichtig für unser Energieniveau. Denn nur auf diese Weise kann der Zellstoffwechsel direkt in der Zelle reibungslos ablaufen. Biophotonen beleben den Stoffwechsel der Mitochondrien damit sie Adenosintriphosphat (ATP) bilden können. ATP stellt einen wichtigen Energieträger für die Zellen dar. Leiden wir unter Müdigkeit und Schwäche, liegt das fast immer an einem Mangel von ATP in den Zellen.

Genau hier kommen Grüne Smoothies ins Spiel. Die »grüne Smoothie-Bewegung« hat durchaus ihre Gründe. Explosionsartig steigt der Bedarf danach. In Amerika, vor allem bei den Stars in Hollywood, wurden diese Wundermittel längst fest in den Speiseplan integriert. Sie bringen den Energiestoffwechsel der Zelle wieder in Gang und versorgen den Körper mit ausreichend Nährstoffen. Das Chlorophyll in Verbindung mit gereiftem Obst schmeckt hervorragend und bringt unseren Körper wieder in Schwung. Wer ihn ausprobiert und erlebt, dass reine Sonnenenergie gegessen werden kann und uns dadurch bioelektrisch zur Verfügung steht, wird den täglichen Smoothie nicht mehr hergeben wollen. Frisch gepflückte

Wildkräuter haben beispielsweise eine sehr hohe elektromagnetische Energie und sind deshalb super gesund. Biophotonen sind sehr instabil und nehmen schnell ab. Daher sollte man sie nach dem Pflücken schnell zum Smoothie verarbeiten und trinken.

Im Sommer gehe ich morgens vor der Arbeit eine kleine Runde joggen und pflücke mir meine Wildkräuter im Wald. Das ist nicht nur die kostengünstigste, sondern meiner Meinung nach mit die gesündeste Art sich bewusst gesund zu ernähren und dabei eine gute Figur zu machen.

ENZYME

Dr. Hiromi Shinya ist ein weltweit bekannter Magen-Darm Spezialist. In seinem Buch »Lang leben ohne Krankheit« schreibt Shinya über die Notwenigkeit enzymreicher Nahrung, da z.B. Lebensmittel mit hohem Anteil an Enzymen uns langsamer Altern lassen. Er schreibt, dass alle Menschen ein gutes Magen-Darm-Milieu hätten, die enzymreiche Frischkost zu sich nähmen. Dazu gehören in erster Linie Obst und Gemüse aus biologischen Anbau. Denn selbst in konventionell gezüchtetem Obst und Gemüse nimmt die Enzymaktivität durch Bestrahlung ab.

Enzymen wird in der modernen Ernährungstheorie wenig Beachtung geschenkt. Heutzutage enthalten jedoch nur die wenigsten

Lebensmittel überhaupt noch Enzyme. Sie spielen eine entscheidende Rolle in unserem Körper. Hat unser Organismus nicht genug Enzyme, funktioniert unser Stoffwechsel nicht richtig, und wir werden krank.

Enzyme werden in der Zelle der Lebewesen gebildet und steuern als Biokatalysatoren den Zellstoffwechsel. Ob in der Pflanze oder im Tier, wo Leben ist, finden sich Enzyme. Sie sind bei einer Vielzahl von Aufgaben beteiligt, wie zum Beispiel bei der Verdauung oder der Entgiftung. Nehmen wir durch die Nahrung nicht genug Enzyme zu uns, baut sich nach der Theorie von Dr. Shinya der Enzymspeicher nach und nach ab. Die Folgen sind Stoffwechselstörungen und eine Unterversorgung der Zellen mit Vitaminen und Mineralstoffen.

Grüne Smoothies versorgen den Körper mit einer Vielzahl von Enzymen. Dadurch kann der Körper die aufgenommene Nahrung sofort verstoffwechseln und der Enzymspeicher wird nicht angegriffen. Enzyme helfen dem Körper bei der Regeneration von Zellen sowie bei der Beseitigung von Abfällen. Sie reagieren sehr empfindlich auf Hitze und Kälte. Bei einer Temperatur über 42 Grad lässt die Enzymaktivität stark nach. Essen wir überwiegend erhitzte Nahrung, werden die wertvollen Enzyme zerstört, unser Enzymspeicher wird langsam leer und lebensnotwendige Reaktionen können im Körper nicht oder nur begrenzt stattfinden.
Stelle dir eine riesengroße Stadt mit Millionen von Häusern darin vor. Um ein neues Haus in der Stadt zu errichten brauchst du nicht

nur Baumaterial, sondern auch Arbeiter. Genauso verhält es sich mit dem Körper. Wir benötigen nicht nur Mineralstoffe, zugeführt über Nahrung oder Nahrungsergänzung, sondern auch Enzyme, die die Mineralstoffe den Zellen zuführen. Haben wir nur Baumaterial aber keine Arbeiter, wird die Stadt langsam eingehen. Führen wir unserem Körper zwar die besten Mineralstoffe zu, verfügen aber über keine geeigneten Enzyme um sie zu verwerten, wird auch unser Körper immer mehr an Glanz und Leistungsfähigkeit abnehmen. Folglich altern wir schneller, unsere Immunabwehr lässt nach und wir sind anfälliger für Krankheiten jeder Art. Darum sollten wir so viele Lebensmittel wie möglich roh zu uns nehmen. Natürliche Rohkost kann eine sehr heilende Wirkungen auf unseren Körper haben. Viele Menschen berichten von diversen Erkrankungen wie Allergien, Arthritis, Krebs, Herzrhythmusstörungen oder Diabetes, die alleine durch die Umstellung auf eine rohe, vollwertige rein pflanzliche Kost rückgängig gemacht werden konnten. Durch die grünen Smoothies ist es sehr einfach und genussvoll sich vital-stoffreich zu ernähren. Spürt der Körper die zelluläre Sättigung und das Gefühl richtig ernährt zu sein, will er die Smoothies nicht mehr missen.

Magensäure regulierend

Viele Menschen beschweren sich über Nahrungsmittelallergien. Das kann durchaus an einer zu geringen Menge Magensäure liegen. Der Körper kann die zugeführte Nahrung nur teilweise verdauen und reagiert deswegen mit Ausschlägen, Durchfall, Blähungen, Schwindel etc.. Es heißt, die Magensäure regeneriert sich in ca. 4-6

Wochen, wenn grüne Smoothies regelmäßig und auf nüchternen Magen getrunken werden. Bei Sodbrennen zum Beispiel denken viele, sie hätten zu viel Magensäure und blocken diese mit einer Tablette. Dabei können akute Verdauungsprobleme entstehen, weil durch die ohnehin schon geringe Magensäure noch weniger produziert wird. Eine Leberreinigung kann in diesem Fall sehr sinnvoll sein.

Alles aus biologischem Anbau

Ich empfehle alle Zutaten für den grünen Smoothie aus biologischem Anbau zu wählen. Der Smoothie geht innerhalb von 20 Minuten in die Zellen. Dort wollen wir keine Pestizide, Herbizide, Fungizide oder andere Chemikalien haben. Obst & Gemüse aus biologischen Anbau ist schmackhafter und gesünder. Außerdem unterstützt es die Biobauern, am besten natürlich in der Region. Erfreulicherweise steigt der Verkauf von Bioprodukten stetig. Bio ist die nachhaltigste Form der Land- und Lebensmittelwirtschaft. Kaufen wir mehr Lebensmittel aus biologischem Anbau, steigt automatisch die Nachfrage und damit auch das Angebot. So einfach ist das. Mehr Landwirtschaft aus biologischem Anbau bedeutet weniger Chemikalien im Essen und im Grundwasser.

Regel: Bevorzuge saisonale, regionale Produkte aus biologischem Anbau.

Kapitel 4

HOCHLEISTUNGSMIXER, WIE LANGE SOLLTE ICH MIXEN?, ENTSAFTEN ODER MIXEN?

> 25.000 Umdrehungen

HOCHLEISTUNGSMIXER

Warum sich eine Investition in einen Hochleistungsmixer lohnt, möchte ich gerne genauer erklären. Leider wird das Chlorophyll in herkömmlichen Mixern nicht gut genug aufgeschlossen. Ein Hochleistungsmixer setzt sozusagen durch das Pürieren den Vorverdauungsprozess in Gang, wozu wir selber meist nicht in der Lage sind. Man spürt sofort den Unterschied von Geschmack und Energie, den man durch einen Hochleistungsmixer erfährt. Der Smoothie wird so klein püriert, dass der Körper die Nahrung sofort aufnehmen kann, wodurch er auf Zellebene gesättigt wird. Ein guter Mixer, der das Blattgrün hervorragend aufspalten kann, sollte über 25.000 Umdrehungen haben.

WIE LANGE SOLLTE ICH MIXEN?

Der grüne Smoothie wird so lange gemixt, bis keine grünen Faserstoffe mehr zu sehen sind. »Smooth« bedeutet fein und cremig. So sollte auch der grüne Smoothie sein. Es kommt immer darauf an, mit wie vielen Umdrehungen der Mixer arbeitet. Bei ca. 30.000 – 33.000 Umdrehungen braucht man ungefähr 35-45 Sekunden. Aber auch hier gilt Selber ausprobieren und üben. Selbst wenn der grüne Smoothie durch das Pürieren sozusagen »vorverdaut« wird, sollte man den ersten Schluck gut einspeicheln bevor man ihn herunterschluckt. Über den Speichel werden Informationen ins Hirn geschickt, die dafür sorgen, dass die Verdauung aktiviert wird, denn das Hirn steuert unseren gesamten Verdauungskanal.

ENTSAFTEN ODER MIXEN

Müsste ich mich entscheiden, würde ich den Mixer nehmen. Ich habe gemerkt, dass das Pürieren im Hochleistungsmixer für mich die bessere Sättigung ist und sich eine tiefere innere Zufriedenheit einstellt. Sicherlich sind grüne Säfte sehr beliebt, gesund und wohltuend für den Körper, doch es fehlen die Ballaststoffe und die nachhaltige zelluläre Sättigung. Wer zuerst die grünen Smoothies probiert und danach grüne Säfte trinkt, wird sich auf Dauer für die Smoothies entscheiden. Die Oxidation beim Entsaften ist deutlich höher als beim Mixen. In einem Versuch kann man beobachten, dass ein frisch gepresster Saft schneller sedimentiert als ein gemixter Smoothie. Doch zusätzlich sind frisch gepresste Säfte eine schmackhafte gesunde Ergänzung. Beim Entsaften würde ich weniger Obst und mehr Gemüse entsaften. Denn Obstsäfte enthalten zu viel Zucker.

Kapitel 5

ROHE GESÄTTIGTE FETTE, CHOLESTERIN, VITAMIN B12

ROHE GESÄTTIGTE FETTE

»Gesundheit kauft man nicht im Handel,
denn sie liegt im Lebenswandel.« –Karl Kötschau

Rohe gesättigte Fette sind wertvolle Energiequellen. Denn wir benötigen zu den wasserlöslichen auch fettlösliche Vitamine. Ca. 50% der Vitamine werden nur durch rohe Fette im Körper richtig transportiert. In der heutigen Zeit ist das Angebot an rohen gesättigten Fetten fast nicht mehr vorhanden.

Gerade bei der Belastung mit Schwermetallen, wie Quecksilber oder Amalgam, sind diese Fette von enormer Bedeutung. Diese Schwermetalle sind nämlich nicht wasserlöslich. Ganz egal wie viel Wasser wir trinken, nur durch rohe gesättigte Fette werden die Schwermetalle wieder ausgeschieden. Sogar die Regeneration von Gehirn und Nerven soll durch rohe Fette möglich sein.

Schon Säuglinge werden mit rohen gesättigten Fetten aus der Muttermilch versorgt. Es gibt mittlerweile viele Studien die belegen, dass Säuglinge mit einer langen Stillzeit in ihrer Jugend intelligenter, leistungsfähiger, belastungsfähiger, selbstbewusster und gesundheitlich robuster sind, als Säuglinge die nur kurz gestillt werden. Dies lässt sich dadurch erklären, dass durch langes Stillen das Gehirn vergrößert wird.

Was enthält die Muttermilch?

Unter anderem enthält es rohe gesättigte Fette und einen kleinen Teil Omega -3- und Omega -6- Fettsäuren. In dem Buch »Gefährdete Menschheit« ging Weston Price, ein Zahnarzt aus Ohio, einem amerikanischen Zahnproblem auf den Grund. Er stellte fest, dass immer häufiger Menschen in den Industriestaaten Zahnprobleme und schiefe Zähne hatten, bis schließlich das ganze Gebiss ersetzt werden musste. Price machte sich auf den Weg nach der Ursache und reiste an die verschiedensten Orte der Welt um die Zähne der Urvölker zu untersuchen. Darunter waren Eskimos, Indianer, Ureinwohner Australiens und viele weitere.

Er stellte fest, dass die Urvölker bis ins hohe Alter auch ohne Zahnpflege die gesündesten Zähne hatten. Ausschlaggebend dafür war die Ernährung. Alle Naturvölker lebten von heimischen Lebensmitteln mit einem hohen Anteil an rohen gesättigten Fetten, wie roher Milch und frischen Kokosnüssen. Kamen die Menschen aus den Städten und führten raffinierten Zucker, Weißmehl, Brot und andere denaturierte Nahrungsmittel ein, änderte sich auch der gesundheitliche Zustand der Urvölker. Sobald die Nahrungsmittel der Stadt verzehrt wurden, sind auch die Menschen der Urvölker erkrankt. Dabei stellte Price fest, dass nicht nur die Zähne schlechter wurden, sondern die Einheimischen auch von Arthritis und anderen Degenerationserkrankungen heimgesucht wurden. Vorher kannten diese Völker derartige Krankheiten nicht. Weston Price kam zur Erkenntnis, dass jedes gesunde Volk rohe gesättigte Fette gegessen hat. Dazu gehören Rohmilchbutter, Kokosnüsse und Kokosöl, rohe

Eier, rohes Milchfett und teilweise Fisch. Fisch enthält zu den gesunden Omega -3- Fettsäuren auch noch gesättigte Fette. In dem Buch »Befreite Ernährung« von C. Opitz werden schmackhafte Lubrikatoren (Schmiermittel) als ideale Grundlage für rohe gesättigte Fette mit tollen Rezepten vorgestellt. Im Kapitel »Rezepte« sind von mir leicht abgewandelte Rezepte für eine ideale Fettzufuhr zu finden.

Regel: Trinke ab und zu einen Lubrikator.

WELCHE ROHEN GESÄTTIGTEN FETTQUELLEN KÖNNEN WIR VERWENDEN?

Rohmilch & Rohmilchbutter

Die Rohmilch und Rohmilchbutter von Gras gefütterten Kühen stärkt das Immunsystem und enthält hochwertige gesunde Fette und Bakterien. Sie ist nicht pasteurisiert und enthält ein Enzym, dass über die Blutgehirnschranke wandert und Schwermetalle aus dem Kopf ausleitet (derzeit nur erhältlich in der Schweiz und Österreich oder bestellbar über Amazon). Pasteurisierte Milch hingegen birgt die Gefahr, gesundheitlicher Probleme mit sich, wie z.B. Hautausschläge, rheumatoide Arthritis oder Durchfall.

Kokosmus

Kokosmus (am besten von Dr. Georg) muss unter 42 Grad verarbeitet worden sein, damit die ganzen Enzyme erhalten bleiben. Die Enzyme des Kokos haben eine enorme Kraft gegen Pilze, Parasiten und Viren und bauen das Immunsystem wieder auf. Es stärkt die Funktion der Schilddrüse und ist reich an Laurinsäure, die im Körper zu Monolaurin umgewandelt wird. Monolaurin ist eine Verbindung, die auch in der Muttermilch vorhanden ist und bei Säuglingen die Immunität stärkt. Außerdem soll Kokosöl eine natürliche Behandlung gegen Alzheimer sein und schmeckt dazu noch extrem lecker. Wichtig ist darauf zu achten, dass das Kokosöl und Kokosmus unraffiniert, roh und ohne Chemikalien hergestellt wird.

Rohe Eier

Rohe Eier von freilaufenden Hühner sind eine ideale Fettquelle. Sie enthalten besonders hochwertiges Eiweiß und Fett, zusätzlich auch Omega -3- und Omega-6- Fettsäuren. 2008 waren rohe Eier von freilaufenden Hühnern auf der Liste der zehn gesündesten Lebensmittel. Eier enthalten Lutein und Zeaxanthin, die gut für die Augen sind, Cholin für das Gehirn, Nerven- und Herz-Kreislauf-System und natürliches Vitamin B 12. Für den vielfältigen Nutzen roher Eier spricht auch, dass früher große Mengen davon von Männern und Frauen gegessen wurden, die sich Kinder wünschten. So kann die Chance auf eine erfolgreiche Schwangerschaft gesteigert werden. Keine Angst vor Salmonellen, denn diese würde man sofort riechen, da Schwefelmoleküle erzeugt werden, die extrem übelriechend sind.

Cholesterin

Das böse Cholesterin als Verursacher für Herzinfarkt.Stimmt das wirklich?

Wir müssen hier unterscheiden zwischen oxidiertem und nicht oxidiertem Cholesterin. Werden zum Beispiel Eier in der Pfanne gebraten, oxidieren sie und können gesundheitsschädlich sein. Essen wir aber rohe Eier, sind es hervorragende gesunde Cholesterin-Quellen. Der Körper braucht sogar Cholesterin. Es bildet im Körper viele Hormone, wie beispielsweise die Sexualhormone. Auch Weston Price erkannte in seinen Forschungen, dass die gesündesten Naturvölker cholesterinreich lebten und von Herz-Kreislauf-Erkrankungen völlig verschont blieben. Außerdem machen rohe Fette nicht dick, da sie fettspaltende Enzyme enthalten. Wird Fett erhitzt, werden wichtige Enzyme zerstört und der Körper kann das Fett schlechter verarbeiten. Die richtigen Übeltäter für Übergewicht sind Auszugsmehle, Zucker und gehärtete Fette. Meine Erfahrungen mit rohen gesättigten Fetten sind durchweg positiv. Allerdings sollte jeder ausprobieren, wie viel Fett gut für ihn ist. Wer viel Sport treibt, braucht erfahrungsgemäß mehr Energie und wird automatisch mehr Verlangen nach Lubrikatoren verspüren.

Vitamin B12

Vitamin B12 ist unglaublich wichtig für den Körper, weil es an zahlreichen Aufgaben im Bereich des Nervensystems, Stoffwechsels, in der Wiederherstellung des Blutes oder an der Körper-Entgiftung beteiligt ist (Vitamin B12 ist hierbei besonders wichtig für den Körper.). Damit genug davon aufgenommen werden kann, müssen einerseits ausreichend Nahrungsmittel die Vitamin B12 enthalten gegessen werden und andererseits eine optimale Aufnahme des Darms gewährleistet sein. Wer einen verschlackten Darm hat, kann so viel Vitamin B12 aufnehmen wie er möchte. Der Darm kann es nicht assimilieren. Dazu kommt, dass Vitamin B12 hitzeempfindlich ist und durch Braten, Grillen oder Kochen schnell denaturiert und somit zerstört wird. Es kommt so gut wie nur in tierischen Lebensmitteln vor, wobei Fleisch, Fisch und Eier die besten Vitamin B12-Quellen sind. Milchprodukte haben nur kleine Mengen Vitamin B12 und auch nur dann, wenn sie nicht pasteurisiert wurden. Die höchsten B12-Werte finden wir in der Leber. Bei einer strikten vegetarischen oder veganen Lebensweise kann es daher schnell zu einem Vitamin B12 Versorgungsproblem kommen. Auch wenn häufig die Rede von Urvölkern ist, die trotz vegetarischer Ernährung gesund waren, muss man eines beachten: Diese Völker haben durch ihr »unhygienisches« Essverhalten (ungewaschenes Obst und Gemüse) auch tierische Produkte wie Kotreste, Insekteneier oder Larven verzehrt, die Vitamin B12 Spuren enthalten.

Auch Algen- oder Sojaprodukte, die für ihren hohen B12-Gehalt bekannt sind, verfügen nur über eine sogenannte B12-Analoga, die der Struktur des Vitamin B12 zwar ähneln, vom Körper allerdings nicht verstoffwechselt werden. Aus diesem Grund sollten Vegetarier und Veganer unbedingt ein Vitamin B12 Präparat einnehmen.

Dr. med. Gabriel Cousens verweist auf eine Studie, in der 80% aller Vegetarier und Veganer die kein Fleisch, Fisch und Ei verzehrten, einen Mangel an B12 aufwiesen.

Immer wieder wird betont, dass eine rein pflanzliche Ernährung möglich ist und der Verzicht auf Ei, Milch, Fleisch und Fisch keinen Mangel hervorruft. Eine überwiegend pflanzliche Ernährung mit viel Obst und Gemüse ist ohne Frage sehr gesund und belebend, doch man sollte immer auf einen stabilen Vitamin B12 Wert achten und schauen, woher man seine Quellen dafür bezieht. Sonst kann es früher oder später zu gesundheitlichen Problemen kommen.

Strikte Vegetarier oder Veganer, die über mehr als 20 Jahre lang ihre Ernährungsweise praktizieren und nicht auf eine Vitamin B12 Zufuhr achten, können u.a. folgende Probleme bekommen:

- (Kreisrunder) Haarausfall,
- Depressionen,
- Schlafstörungen,
- Einschlafen von Händen und Füßen,
- Gleichgewichtsprobleme,
- Muskelschwäche,
- Impotenz.

Wir brauchen heutzutage mehr Vitamin B12 als früher. Eine Studie zeigte, dass Ratten die Stickstoff-Oxid einatmen, durch das Vitamin B12 unschädlich gemacht wurden. Dadurch verloren die Ratten allerdings Vitamin B12. Autoabgase enthalten u.a. Stickstoff-Oxid. Unser Körper hat heute dadurch höchstwahrscheinlich einen höheren Vitamin B12-Verbrauch als früher.

Menschen, deren Gedanken immer kreisen, die häufig unkonzentriert sind, neben sich stehen oder oft geistig abwesend sind, könnten an einem Vitamin B12 Mangel leiden. Nachdem ich Lubrikatoren mit rohen Eiern und Kokosmus zu mir genommen hatte, habe ich selbst gemerkt, wie ich auf einmal aufnahmefähiger und konzentrierter wurde und auch einen tieferen Schlaf bekam. Mir ist außerdem aufgefallen, dass sich mein Erinnerungsvermögen dadurch stark verbesserte.

Kapitel 6

CANDIDA-PILZ, ABNEHME-REGELN, WARUM WERDEN WIR NICHT SATT?, HYBRID-OBST OHNE KERNE, SPORT, ATMUNG, DAS WUNDERMITTEL

CANDIDA-PILZ

Candida ist ein Pilz, der in unserem Körper ist. Jeder trägt ihn in sich, was nicht weiter dramatisch ist. Erst wenn sich zu viele Candida-Bakterien im Körper ausbreiten, können diese unangenehme Symptome hervorrufen. Durch Candida-Bakterien können giftige Stoffe in den Blutkreislauf gelangen. Wie kommt es zu vermehrter Candida-Belastung? Eine geschwächte Immunabwehr in Verbindung mit viel auskristallisiertem Zucker sind häufige Auslöser. Denn insbesondere der weiße Zucker nährt die Candida. Dazu zählen aber auch Brot, Pizza, Pasta, Kekse usw. Sogar zu viel süßes Obst nährt den Candida. Alkohol wird im Körper zu Zucker, schwächt zusätzlich den Körper und fördert daher die Produktion von Candida. Antibiotika zerstört auch die guten Darmbakterien und Candida kann sich vermehrt ausbreiten. Daher empfehle ich immer nach einer Antibiotika-Behandlung den Darm mit Probiotika zu stärken. Es ist nicht leicht herauszufinden, ob man Candida hat. Denn die Symptome sind vielseitig.

Mögliche Symptome:

- Müdigkeit,
- Hautausschläge,
- Nagelpilz,
- Verdauungsprobleme,
- starke Stimmungsschwankungen,

- starkes Verlangen nach Zucker (der Pilz verlangt danach),
- Erschöpfung.

Was kann man gegen Candida tun?

1.Regel: Zucker in jeglicher Form für ca. einen Monat verbannen. Dadurch wird dem Pilz die Nahrung entzogen, und er bildet sich zurück.

2.Regel: Keine säurebildenden Nahrungsmittel essen. Keinen Alkohol, kein Fleisch, keine Milchprodukte, kein Brot, keine Nudeln, kein Reis, keine Pizza usw..

Was bleibt da noch übrig?

Am besten ist es mit einem Saftfasten durch grüne Gemüsesäfte zu beginnen. Anschließend kann man auf grüne Smoothies umsteigen und nur gekochtes Gemüse essen. Zusätzlich sollte man Probiotika einnehmen und viel Kokos-Produkte verzehren. Am Ende des Buches im Kapitel »Rezepte« sind Anti-Candida-Smoothies zum Selbermachen aufgeführt.

ABNEHME-REGELN

	Stark reduzieren	*Alternativ*
1. Woche	Glutenhaltiges Getreide (Pasta, Pizza, Brot, Kuchen)	Leinsamen Cracker, Backen mit Kokos- und Mandelmehl
2. Woche	Pasteurisierte Milchprodukte (Milch, Käse, Joghurt, Quark)	Mandelmilch, Rohmilch, Reismilch, Kokosmilch, Ziegenkäse
3. Woche	Raffinierte Nahrungs-mittel (Süßigkeiten, Fertigprodukte)	Viel Obst & Gemüse selber kochen, ein paar Nüsse
4. Woche	Fleisch (Schwein, Rind, Geflügel, Lamm)	Hülsenfrüchte (Bohneneintopf)

- Am besten ist es, du ersetzt dein Frühstück durch einen grünen Wildkräuter-Smoothie.
- Trink einmal am Tag einen Lubrikator, damit du mit rohen gesättigten Fetten versorgt wirst.
- Nimm morgens und abends ein Glas Wasser mit fünf Esslöffeln Apfelessig, einem Schuss Honig und einer gepressten Zitrusfrucht (Grapefruit, Zitrone) zu dir, das steigert die Fettverbrennung und mildert den Appetit, sowie die Lust auf Süßigkeiten.
- Bewege dich täglich 30 Minuten.
- Um den Mineralstoffhaushalt vollständig zu decken ist die Einnahme von Superfoods sinnvoll (Kakaobohnen, Goji-Beeren, Algenpulver, Mineralien 70+ Ur-Essenz). Auch das lindert das Verlangen nach Süßem.

WARUM WERDEN WIR NICHT SATT?

Nachdem wir nun auch die richtigen Fette in unseren Speiseplan aufgenommen haben, was fehlt da noch? Die meisten Lebensmittel die wir zu uns nehmen, sind schlecht mineralisiert. Um optimal versorgt zu sein, braucht unser Körper um die 70 Mineralien und Spurenelemente. Wenn diese Stoffe in der Nahrung fehlen, werden wir nicht satt. Wir haben automatisch schnell wieder Hunger, weil dem Körper wichtige Stoffe fehlen. Ein Problem unserer Zeit liegt in der Überzüchtung von Obst-, Gemüse- und Getreidesorten. Dadurch laugen die Böden aus und die Pflanzen weisen einen minderwertigen

Gehalt an Mineralien auf. Ein weiteres Problem liegt im Einsatz nitrathaltiger Düngemittel, die aus Erdöl und Erdgas hergestellt werden. Dies ermöglicht zwar den Anbau von Pflanzen auf unfruchtbaren mineralstoffarmen Böden, es kann aber auch gesundheitliche Problemen hervorrufen. Erst wenn unser Körper ausreichend mit wichtigen Mineralien versorgt ist, verschwinden die »Heißhungerattacken«. Waldboden, auf dem keine Landwirtschaft betrieben wird, ist meistens noch sehr mineralstoffhaltig. Darum sind Wildkräuter wegen ihrer hohen Biophotonenenergie und Mineralien doppelt gut für den Körper.

HYBRID-OBST OHNE KERNE

Wie wirkt sich Hybrid-Obst auf den Zucker- und Mineralstoffwechsel aus?

Da denkt man, man tut seinem Körper etwas Gutes und entscheidet sich für kernloses Obst (z.B. Weintrauben), doch, ob aus biologischem Anbau oder nicht, es wird aus einer speziellen Hybridzüchtung mit einem hohen Gehalt an Hybrid-Fruchtzucker hergestellt. Dadurch enthält das Obst viel mehr Fruchtzucker als Mineralien. Das Problem dabei ist, dass bei der Verbrennung des Zuckers Mineralstoffe fehlen. Der Körper muss die fehlenden Stoffe aus den Zähnen, Gelenken oder Knochen holen. Das ist vielleicht auch ein Grund dafür, das bei zu viel Obstverzehr Zahnschäden auftreten können!?

SPORT

Wer rastet, der rostet

Bewegung ist ein Muss für jeden, der gesund und fit werden oder bleiben will. Wer sich alle zwei Tage mindestens 30 Minuten bewegt, kann Herz-Kreislauf-Erkrankungen vorbeugen und sein Immunsystem stärken. Sport sollte möglichst im Freien betrieben werden um Sonne zu tanken. Dadurch wird Vitamin D produziert und das stärkt unter anderem die Knochen. Durch die richtige Bewegung werden Stresshormone abgebaut und Endorphine (Glückshormone) ausgeschüttet. Studien haben gezeigt, dass Sport besser als Medikamente wirken kann. Bei Diabetes Typ II oder Herzproblemen ist Bewegung besonders sinnvoll.

Demnach wäre es naheliegend, nicht immer Medikamente als erste Behandlungsmethode zu verschreiben. Ein richtiges »Bewegungs-Rezept« könnte die Gesundheit in vieler Hinsicht verbessern. In einer Studie verglich man eine Therapie mit Medikamenten direkt mit einem Bewegungsprogramm. Das Ergebnis zeigte, dass in diversen Fällen, beispielsweise bei Menschen die einen Schlaganfall erlitten, die Wirkung vom Sport effektiver war als eine Behandlung mit Medikamenten.

Sport ist am effektivsten, wenn du leicht Hunger verspürst und dann z.B. joggen gehst. Denn durch diese beiden Faktoren, Hunger und

Bewegung, wird die Produktion des Wachstumshormons HGH am effektivsten angeregt. Dabei sollte aber auf eine gleichmäßige Belastung geachtet werden. Denn zu exzessives Training reduziert die Produktion des HGH. Intervalle, die den Puls nur kurz in die Höhe bringen, sind trotzdem durchaus zu empfehlen, da sie den Muskelaufbau steigern. Häufiges Übertrainieren ist auf Kraftübungen zurückzuführen, die nicht von dem eigenen Körper ausgeführt werden, sondern durch das Gerät. Darum sind solche Übungen mit dem eigenen Körper gesünder. Zu einem gesunden Sportprogramm gehören immer Koordinations-, Ausdauer- und Kraftübungen.

Wer Fett verbrennen möchte, sollte deutlich über 20 Minuten trainieren, denn erst nach diesen 20 Minuten beginnt die Körperfettverbrennung. Sport hat sehr positive Auswirkungen auf unsere ganze Abwehrkraft, wenn er richtig betrieben wird. Bewege dich mindestens drei mal die Woche. Ich jogge täglich mindestens 30 Minuten im Wald.

ATMUNG

Sport ist der ideale Begleiter für tiefen Atmung. Wir kommen mehrere Tage ohne Nahrung und mehrere Stunden ohne Flüssigkeit aus. Doch schon nach wenigen Minuten ohne Sauerstoff würde unser Körper zusammenbrechen. Sport zwingt uns zu atmen. Durch das Atmen werden Stress und Anspannungen gelöst und wir tanken neue Lebenskraft. Was meinst du, warum wir uns nach dem Sport so erholt fühlen? Versuche beim Sport auf tiefe und lange Atemzüge zu achten, die deine gesamte Lunge füllen.

Atemübung beim Laufen, Walken etc.

»Versuche 5 Sekunden lang einzuatmen, halte die Luft 10 Sekunden lang an und presse die Luft ganz langsam 10 Sekunden lang mit viel Kraft heraus, bis deine Lunge vollständig leer ist.« Dadurch werden deine ganzen Zellen mit Sauerstoff gesättigt. Ich mache diese Übung mit über 10 Wiederholungen bei einem 30-45 minütigem Waldlauf. Dadurch wird giftige Luft beseitigt, da beim Ausatmen die gebrauchte Luft mit dem »Abfall« herausgeblasen wird. Das schenkt uns neue Kraft und Energie. Sport in Verbindung mit der richtigen Atmung ist unglaublich effektiv. Wir können uns noch so gut ernähren, doch ohne Bewegung werden wir nicht gesund.

DAS WUNDERMITTEL

Viele Menschen glauben wenn sie dieses oder jenes Mittel einnehmen, geht es ihnen schnell besser. Egal ob wir ein natürliches Nahrungsergänzungsmittel oder die besten Kräuter einnehmen, wer glaubt durch eine gesunde Ergänzung des Speiseplans werde man wieder gesund, hat nicht verstanden wie Gesundheit funktioniert. Denn der Schlüssel liegt nicht in der Ergänzung von Gesundem, sondern im Verzicht von Ungesundem. Grüne Smoothies, Wildkräuter oder Superfoods werden ihre Wirkung kaum entfalten, wenn wir danach wieder Zucker, Alkohol, Zigaretten, Kaffee oder Sonstiges zu uns nehmen. Ganz so einfach funktioniert das nicht. Um die Ursache der Probleme zu beseitigen, müssen wir uns erstmal zusammenreißen, um die Abhängigkeiten von Zucker, Brot, Alkohol oder Zigaretten zu überwinden. Erst dann schaffen wir den Weg zu einer strahlenden Gesundheit und Wohlbefinden. Das Schöne ist, dass all das Verlangen nach den Sachen, die du geliebt hast, nach und nach verschwinden wird. Du musst es nur eine Zeit lang aushalten. Beginne deinen Körper zu entgiften, bringe Bewegung in dein Leben und trinke grüne Smoothies.

Es lohnt sich!

Kapitel 7

SUPERFOODS, SPROSSEN, GETREIDEGRÄSER, MIKROALGEN, GOJI BEEREN, KAKAOBOHNEN, LUCUMA, MACA, CHIA SAMEN, ALOE VERA, HANFSAMEN, APFELESSIG, KOKOSÖL, KNOBLAUCH, CHILI, INGWER, PEPERONI, ZWIEBELN, KURKUMA, FO-TI, GURKE, RUCOLA, REISHI-PILZ, ZITRUS-FRÜCHTE, ZIMT, CRANBERRYS

SUPPERFOODS

Was sind Superfoods? Wörtlich übersetzt bedeuten sie »Super-Lebensmittel«. Sie sind besonders reich an Nährstoffen und gehören zu einer bewussten Ernährungsweise dazu. Es handelt sich bei den Superfoods nicht um gezüchtete Pflanzen oder gentechnische Nahrungsmittel, sondern vielmehr um »altbewährte Naturprodukte«.

Warum braucht unser Körper Superfoods?

Die moderne Nahrungsmittelproduktion bietet uns keine Lebensmittel mit hohem Nährstoffgehalt. Die Ackerböden sind mineralstoffarm, wodurch die Früchte ihren Nährwert nicht entwickeln können. Hinzu kommt der Einsatz von Pestiziden, Fungiziden und Herbiziden. Heutzutage liegt das Interesse in Quantität anstelle von Qualität. Gute nährstoffreiche Ware wird immer schwieriger zugänglich, dabei erhöhen Umwelt- und Stressfaktoren zusätzlich den Bedarf an Vitalstoffen. Immer mehr Menschen entdecken die naturbelassene »Heilnahrung« für sich und nehmen Abstand von künstlichen Vitamin- und Mineralstoffpräparaten.

SPROSSEN

Eines der beliebtesten und günstigsten Superfoods sind die Sprossen. Man kann sie für wenig Geld selber aussähen. Sprossen enthalten viele Vitamine, Mineralien, Aminosäuren, Antioxidantien, sekundäre Pflanzenstoffe, Biophotonen und Enzyme. In wenigen Tagen vervielfältigen Sprossen ihren Gehalt an wichtigen Vitaminen. Es gibt eine Menge Abwechslung unter den Sprossen. Besonders hervorheben möchte ich die Brokkoli-Sprossen Calabrese. Diese Sprossen haben einen außergewöhnlichen Anteil an Sulforaphan, ein starkes Antioxidans, welches sehr effektiv gegen Krebs und Arthritis sein könne.

GETREIDEGRÄSER

Getreidegräser kann man ebenfalls ganz leicht selber aussähen. Sie sind Nährstoff- und Chlorophyll-Bomben. Chlorophyll verleiht der Natur die grüne Farbe und speichert Sonnenlicht (Photosynthese). In einem Entsafter oder Mixer sind diese Gräser für den Körper echte »Energiepakete«. Weizengras ist nicht zu verwechseln mit Brot. Es handelt sich vielmehr um das wachsende Gras, das aus dem Korn sprießt und genau den gegenteiligen Effekt zu Brot hat. Es wirkt basenbildend ist frei von Gluten und damit sehr gesund.

Inhaltsstoffe vom Weizengras:

- 60 mal mehr Vitamin C als Orangen,
- 50 mal mehr Vitamin E als Spinat,
- 30 mal mehr Vitamin B1 als Kuhmilch,
- 11 mal mehr Calcium als Rohmilch,
- 5 mal mehr Eisen als Spinat,
- 5 mal mehr Magnesium als Bananen.

Weizengras ist ein besonderes Superfood und Anti-Krebsmittel. Es ist eine der wenigen Pflanzen, die alle in der Erde vorkommenden Mineralien und Spurenelemente aufnehmen kann. Dazu enthält Weizengras eine Menge wertvoller Bitterstoffe, lebendigem Chlorophyll und Enzymen. Damit wird der Stoffwechsel belebt und der Appetit gezügelt. Es gibt eine Menge Heilpflanzen die bestimmte Spurenelemente besser und schlechter aufnehmen. Weizengras ist eine Ausnahme. Es kann alle mineralischen Elemente aufnehmen.

Anbaumethode:

- Biologisches Weizengetreide über Nacht in Wasser einweichen,
- am nächsten Tag in guter Erde auf einem Blech verteilen,
- eine dünne sandige Schicht über die Samen streuen,
- die Weizensamen täglich mit mineralhaltigem Wasser abspritzen, dadurch erhalten die Keimlinge täglich alle wichtigen Mineralien- und Spurenelemente (z.B. 30ml Ur/Essenz auf 1 Liter Wasser).

MIKROALGEN

Mikroalgen wie Chlorella, Spirulina oder AFA-Algen sind tolle Superfoods. Chlorella und Spirulina können hervorragend Giftstoffe, die sich im Körper ansammeln, binden und wieder ausscheiden. Durch tägliche Belastungen sammeln sich ständig Stoffe im Körper, die bei schwacher Immunabwehr eingelagert werden. Darum ist es ratsam, gelegentlich eine dieser Algen einzunehmen oder in den Smoothie zu geben. AFA-Algen stehen in den USA an der Spitze der Nahrungsergänzungsmittel. Sie enthalten wichtige Fettsäuren für unser Gehirn.

GOJI BEEREN

Die Goji Beere nennt man auch Wolfsbeere, Bocksdornfrucht oder Glücksbeere. Sie gehört mit zu den vitalstoffreichsten Lebensmitteln der Welt. Schon 50g decken den Mindesttagesbedarf an Eisen. Sie enthält unter anderem das Spurenelement Germanium, das in unseren ausgelaugten Böden kaum noch enthalten ist. Goji Beeren stärken das Immunsystem, helfen bei dem Aufbau der Darmflora und stärken die Sehkraft. Sie enthalten Lutein und Zeaxanthin, die zur Grundversorgung der Augen und des Nervensystems gehören. Einfach 50g Goji Beeren über Nacht in Wasser einweichen und am nächsten Morgen mit dem Einweichwasser zum grünen Smoothie dazugeben und all diese Stoffe werden vom Körper verwertet. Idealerweise verwendet man im Winter die Goji Beeren für die tägliche Nährstoffaufnahme im grünen Smoothie, wenn es kaum Wildkräuter gibt. Besonders wertvoll sind die Polysaccharide der Goji Beere, denn sie erhöhen die Leistungsfähigkeit der Muskulatur. Das ist sehr wichtig für Sportler.

KAKAOBOHNEN

Kakaobohnen enthalten sehr viele gesunde Inhaltsstoffe. So z.B. die sogenannten Polyphenole, die stark antioxidativ wirken. Dadurch kann sich der Körper optimal vor freien Radikalen schützen und außerdem wird das Immunsystem gestärkt. Kakaobohnen haben durch das Theobromin eine stimmungsaufhellende Wirkung. Sie enthalten viele wichtige Mineralien und Spurenelemente wie Magnesium, Kalzium, Kalium, Eisen, Kupfer und Phosphor in großen Mengen. Eine Studie ergab, dass Schokolade die Produktion des gesunden HDL-Cholesterin begünstigt. Rohe Kakaobohnen sind die beste Quelle für Magnesium. Sie fördern das sexuelle Verlangen durch die Aminosäure – Arginin.

Wichtig: Der Kakaoanteil sollte mindesten 70% enthalten, je größer der Anteil, desto gesünder ist die Schokolade. Die beste Qualität und den besten gesundheitlichen Vorteil bietet Rohkost-Schokolade.

LUCUMA

Lucuma ist eine süßliche Frucht aus Peru, Ecuador und Chile. Sie ist sehr nährstoffreich u.a. enthält sie Beta-Carotin, Kohlenhydrate, Ballaststoffe, Vitamin B1, B2, B3 und Mineralien. Die Frucht ist leicht süßlich, schmeckt in Richtung Karamell-Vanille und wird häufig für Desserts benutzt. Sie ist sehr lecker und für Diabetiker geeignet.

MACA

Die Maca Wurzel kommt aus den Anden und steigert die körperliche Leistungsfähigkeit beim Sport. Sie hilft beim Stressabbau und ermöglicht eine natürliche Potenzsteigerung. Sie enthält wichtige Proteine, viel Eisen, Zink und Magnesium. Auch Maca kann man hervorragend zum Süßen für Smoothies, Kuchen, Schokolade, Saucen oder andere Desserts verwenden.

CHIA SAMEN

Die Chia Samen sind die »Heilsamen« der Maya. Sie haben einen hohen Anteil an gesunden Omega-3- Fettsäuren und hochwertigen Proteinen. Sie wirken antioxidativ und sind sehr ballaststoffreich.

Chia Samen sind sehr sättigend und wahre Energiebomben. Sie verlangsamen die Umwandlung von Kohlenhydraten in Zucker, wodurch die Energie der Nahrungsaufnahme langsamer freigesetzt wird. Ein optimales Superfood für Sportler.

ALOE VERA

Aloe Vera enthält eine Menge natürlicher Antibiotika, Steroide, Aminosäuren, Enzyme und Mineralstoffe. Die Pflanze ist ein Wundermittel für die Haut. Sie enthält viel Silizium und trägt zur Bildung neuer Hautzellen, Schleimhäute, Knorpel und Knochen bei. Aloe Vera hilft bei Hautkrebs und heilt Krampfadern. Reibe deine Haut mit frischem Aloe Vera-Saft ein und Pickel, trockene und faltige Haut verschwinden.

HANFSAMEN

Rohe geschälte Hanfsamen enthalten ein für den Körper ideales Verhältnis von Omega -3- zu Omega -6- Fettsäuren, sowie hochwertiges Eiweiß. Hanfsamen mit Kokosmus, einer Banane, Zitrone und Zimt zu vermengen, ist eine leckere vegane Version des Lubrikators für alle, die sich nicht an die rohen Eier trauen. Geröstete Hanfsamen sind nicht zu empfehlen, da diese ranzige, oxidierte Fette enthalten.

APFELESSIG

Apfelessig ist ein traditionelles »Allheilmittel« und wird seit Jahrzehnten erfolgreich eingesetzt. Es hilft beim Abnehmen, wirkt regulierend bei hohen Cholesterinwerten und hilft enorm bei Diabetis. Apfelessig ist der Gesundheitstrunk für schöne Haut und schönes Haar. Auch für das Gesicht ist es als »Schönheitswasser« über die Nacht super. Apfelessig ist ein »Fatburner« und lässt ihre Pfunde purzeln. Es hilft bei Verstopfung und aktiviert die Verdauungskraft. Es hilft bei der Regulierung des Blutzuckerspiegels und somit auch bei Unterzuckerung. Dadurch bleiben Heißhungerattacken aus. Es fördert die Nierenfunktion und die Ausscheidung von Giften. Das Blut wird durch den Apfelessig fließfähiger und die roten Blutkörperchen werden elastischer. Apfelessig macht unseren Körper nicht sauer, solange wir ihn in sinnvollen Mengen genießen. Wer Apfelessig für sich entdeckt hat, will es nicht mehr missen. Ich empfehle ab und zu eine zweiwöchige Apfelessig-Kur, bei der man morgens und abends ein Glas Apfelessig mit Honig zu sich nimmt. Es fördert die Nierenfunktion und die Ausscheidung von Giften. Ein guter Apfelessig ist naturtrüb und nicht erhitzt, da sonst die wertvollen Enzyme zerstört werden (am besten Bioqualität).

KOKOSÖL & KOKOSMUS

Neuere Studien haben die gesättigten Fette freigesprochen. Sie sind nicht ungesund, ganz im Gegenteil. Kokosöl, mit seiner hohen Anzahl an gesättigten Fetten, ist sehr leicht zu verdauen und stärkt das Immunsystem. Durch die vielen mittelkettigen Fettsäuren im Kokosöl werden sie kaum im Fettgewebe eingelagert und machen daher auch nicht dick. Kokosöl enthält wertvolle Stoffe die Pilze, Bakterien und Parasiten tötet. Im Sommer dient Kokosöl als Sonnenschutz und hält Zecken fern. Durch das Kokosöl steigt das gute HDL-Cholesterin. Auch bei Krebs ist Kokosöl ein hervorragendes Heilmittel, denn Krebszellen benötigen zum Wachstum Glucose. Sie haben im Gegensatz zur gesunden Zelle zehnmal höhere Insulinrezeptoren. Je mehr Insulinrezeptoren, desto mehr Zucker kann die Zelle aufnehmen. Darum wächst der Krebs mit zunehmender Aufnahme von Zucker in jeglicher Form (auch von süßem Obst). Eine Lösung ist es, den Krebs durch eine ketogene Reinigung aushungern zulassen. Die Krebszelle kann nur mit Glucose etwas anfangen. Gesunde Zellen können allerdings die Ketonen als Energiequelle nutzen und brauchen keine Glucose mehr. Dadurch wird der Körper mit genug Energie versorgt und der Krebs verhungert und stirbt aus. (siehe: »Die ketogene Reinigung nach Dr. Seyfried«)

Kokosöl ist eines der besten Fette zum Kochen, Braten und Backen. Da Kokosöl einen hohen Anteil an gesättigten Fettsäuren enthält, ist es weniger hitzeempfindlich.

SCHARF MACHT SCHLANK

KNOBLAUCH

Knoblauch ist ein starkes Antioxidans und verhindert Schäden durch freie Radikale. Es wirkt gegen Krebs, Parasiten, Viren oder Infektionen, und es ist eine natürliche Alternative zu Antibiotika. Knoblauch kann das schlechte LDL-Cholesterin und den Blutdruck senken, sowie Pilzinfektionen oder Erkältungen heilen.

CHILI

Chili regt die Verdauung an und wirkt so gegen Verdauungsschwächen. Es hilft bei Durchblutungsstörungen, chronischen Entzündungen, Hautkrankheiten, Kreislaufbeschwerden oder Migräne. Wer Abnehmen möchte, sollte sein Essen immer schön mit Chili schärfen. Dadurch wird sein Energieverbrauch angekurbelt und das baut Fett ab. Chili enthält Capsaicin, dass aus vielen Studien bekannt ist und sich gesundheitsfördernd auswirkt.

INGWER

Ingwer regt die Verdauung an und wärmt den Körper. Er mildert Kopf- und Gelenkschmerzen. Er hemmt die 5-LO-Enzyme und ist ein herausragender Schutz vor Prostatakrebs. Ingwer hilft bei Blähungen, Übelkeit, Bildung von Verdauungssäften und mildert Entzündungen. Ab und zu ein Daumenstück in den Smoothie bringt auch noch eine neue Geschmacksrichtung.

PEPERONI

Die Ureinwohner Amerikas wussten schon über die Heilkraft der Peperoni Bescheid. Sie behandelten damit Arthrose und Zahnschmerzen. Das Capsaicin der Peperoni ist bei der Körperfettverbrennung behilflich und regt die Produktion der Gallensäfte an. Dieser Stoff ist sogar in der Lage Krebszellen in der Prostata abzutöten.

ZWIEBELN

Zwiebeln stärken das Herz und das Blut, fördern das gute HDL-Cholesterin und verringern das schlechte LDL-Cholesterin. Sie sind ein natürliches Antibiotikum, desinfizieren Wunden und

Stichverletzungen, helfen bei Mundgeschwüren, schlechten Augen und Magenproblemen. Sie stärken Haut und Haar, bauen das Bindegewebe auf und lösen Fette und Eiweiß im Blut auf. Dadurch gelangt mehr Sauerstoff ins Blut.

KURKUMA

Kurkuma ist ein starkes Antioxidans. Es wirkt entzündungshemmend, blutreinigend, verjüngt das Gewebe, stärkt die Leber und beseitigt Pickel und Geschwüre. Es stärkt das Bindegewebe, mildert Krämpfe und Krampfadern, stärkt das Immunsystem, beugt Arterienverhärtung vor und beseitigt Infektionen wie Herpes. Es gibt der Haut die natürliche Farbe zurück. Kurkuma ist ein wirklich tolles Gewürzmittel und kann beliebig Salaten und Smoothies bei geführt werden.

FO-TI

Ein uraltes Heilmittel der Chinesen. Es stärkt die Nieren und die Leber, dadurch wirkt es blutreinigend. Es senkt den Cholesterinspiegel und führt dem Körper neue Energie zu.

GURKE

Die Gurke enthält Enzyme, die Bakterien, Viren und Parasiten töten. Sie enthält viel Flüssigkeit und erhöht die Nierenfunktion, indem sie sie durchspült.

RUCOLA

Rucola gehört zu den basenreichen Kräutern. Er neutralisiert Säuren im Körper und wirkt daher einer Übersäuerung entgegen. Er beseitigt Gifte in deinem Körper und hat einen hohen Schwefelanteil. Schwefel ist wichtig für Haut, Haar und Leber. Manche Rucolasorten sind sehr bitter und können anfangs mit Spinat kombiniert werden.

REISHI-PILZ

Der Reishi-Pilz ist ein sehr gesunder Pilz. Er hilft bei Bluthochdruck, Entzündungen, Geschwüren, Schlaflosigkeit, Allergien oder Nervosität. Auch in der Krebstherapie hat sich der Pilz als äußerst hilfreich herausgestellt. Heilpilze spielen in der TCM schon seit vielen Jahren eine große Rolle. Der Reishi-Pilz gehört zu den effektivsten.

ZITRUSFRÜCHTE

Zitrusfrüchte reinigen deine Harnwege, liefern deinem Körper optimale Elektrolyte und lassen dich Schleim schneller ausscheiden. Sie helfen dir bei der Wasserversorgung, reinigen das Blut und machen es basisch. Iss und trink viele Früchte, die einen hohen Wassergehalt aufweisen. Deine Organe werden durchgespült und Abfälle schneller ausgeschieden. Iss weniger dehydrierte Nahrungsmittel, Trockenobst, Nüsse und Samen. Denn das belastet deine Nieren und deine Leber.

ZIMT

Zimt ist nicht nur in der Weihnachtszeit ein Genuss, sondern ein äußerst gesundes Gewürz. Er beseitigt Bakterien, Hefepilze und Schimmel. Er tötet die Aflatoxine, die Leberkrebs verursachen sollen. Zimt wirkt gegen Krämpfe, Stress, Blähungen, starke Menstruationsblutung oder Koliken.

CRANBERRYS

Cranberrys beseitigen Bakterien und Viren. Darüberhinaus verbessern sie die Harnwege. Sie sind ein hilfreiches Mittel bei Blasenentzündung oder auch zur Vorbeugung.

Kapitel 8

Deodorant, Aspartam & Glutamat, Nahrungsmittel der Zukunft, kurze Zusammenfassung, der Weg zur Gesundheit

DEODORANT

Der Körper nutzt bestimmte Bereiche zum Entgiften. Dazu zählen u.a. die Achselhöhlen und Kniekehlen. Wer sich seine Achselhöhlen mit Antitranspirants zu sprüht, verhindert die Schweißbildung unter den Armen. Dadurch kann der Körper die Schadstoffe und Gifte nicht mehr ausscheiden. Die Gifte, die auch in den Deo-Sprays enthalten sind, lagern sich in den Lymphknoten der Achseln und können den Körper langsam vergiften. Dadurch können massive Schäden im Körper entstehen. Unter den Achseln befindet sich das Hauptlymphsystem, dadurch können sich die Schadstoffe schnell im ganzen Körper verteilen und ablagern. Alle möglichen Erkrankungen können dadurch begünstigt werden. Dazu sind die meisten Kosmetika säurebildend für den Körper. Von Haarspray über Make-up bis Zahnpasta. Nimm am besten Naturprodukte.

ASPARTAM & GLUTAMAT

Diese beiden Zusatzstoffe und ihre gesundheitlichen Risiken sind seit längerem im Gespräch. Diät- und Lightprodukte enthalten statt Zucker Aspartam. Aspartam steht unter Verdacht das Krebsrisiko zu erhöhen. Untersuchungen haben ergeben, dass zuckerfreie Getränke, die Aspartam als Süssstoff enthalten das Risiko an Brust-, Knochen- oder Lymphdrüsenkrebs zu erkranken erhöhen.

Geschmacksverstärker wie Glutamat werden häufig unter »E621«, Hefeextrakt, Gewürzmittel oder Natriumglutamat deklariert.

NAHRUNGSMITTEL DER ZUKUNFT

Die Wunderpizza

Auch in Zukunft gilt Achtsamkeit bei der Nahrungsmittelauswahl. Die Nanotechnologie macht auch vor den Lebensmitteln keinen halt. Forscher versprechen sich durch die Nanotechnik spannendere Lebensmittel wie zum Beispiel eine »Wunderpizza« mit Nanopartikeln. Bei 300 Watt in der Mikrowelle färbt sich die Pizza rot und schmeckt nach Tomate. Bei 400 Watt verfärbt sie sich grün und schmeckt nach Spinat. Oder wie wäre es mit einem Nano-Milch-Skake, der je nachdem wie stark der Shake geschüttelt wird nach Banane oder Erdbeere schmeckt? Diese Produkte sind zwar noch nicht auf dem Markt, doch sie können mit Hilfe der Nanotechnik bald Realität werden.

Nanopartikel sind Teilchen, die kleiner als feinste Staubpartikel sind. »Ein Nanoteilchen ist im Vergleich zum Fussball in etwa so klein wie ein Fussball im Verhältnis zur Erde.«

Es gibt immer mehr Produkte der Nanotechnik im Handel, darunter auch in Lebensmitteln und Kosmetika. Wie gefährlich die Nanotechnik im Lebensmittelbereich ist, wurde bislang wenig erforscht.

Da sich allerdings die Eigenschaften der Nanoformen erwiesenermaßen verändern können und aus ungiftigen Stoffen giftige entstehen können, sollte man hier vorsichtig sein. Wir müssen erst neuere Studien abwarten um genauere Antworten über die Nanotechnologie in Lebensmitteln zu bekommen.

KURZE ZUSAMMENFASSUNG

1. Um die Aufnahmefähigkeit des Darms zu steigern, empfiehlt es sich eine Entschlackungskur, Darmspülungen oder Einläufe zu machen, sowie eine Leberreinigung (am besten alle ½ Jahre).

2. Fleisch, Fisch und Eier sollten im erhitzen Zustand nicht oder nur in geringen Mengen verzehrt werden.

3. Pasteurisierte Milchprodukte sollten ebenfalls in geringen Mengen verzehrt werden. (Rohmilch, Rohmilchbutter und rohe Eier aus biologischen Anbau sind dagegen sehr zu empfehlen (siehe Studie Weston Price))

4. Der Verzehr von raffiniertem Zucker sowie industriell verarbeiteten Nahrungsmitteln sollte aufgrund von fragwürdigen Konservierungsmitteln, Geschmacksverstärkern, chemischen Zusatzstoffen etc. stark reduziert werden.

5. Glutenhaltige Getreide wie Weizen, Roggen, Hafer, Dinkel und Gerste sollten ebenfalls in geringen Mengen verzehrt werden. Gluten verkleistert den Darm und verhindert so die Aufnahme wichtiger Vitamine und Mineralien. Alternativ sind Kokos- und Mandelmehl optimal. In kleinen Mengen auch Buchweizen, Amaranth, Hirse oder Quinoa.

6. Mindestens jeden zweiten Tag sollte man sich 30-60 Minuten sportlich betätigen (am besten im Freien).

7. Trinke täglich Smoothies mit Superfoods für optimale Versorgung der Zellen.

8. Wenn du es schaffst dich ein paar Wochen lang an diese Tipps zu halten, wird es dir gelingen dein Wohlgefühl und deine Zufriedenheit zu steigern.

DER WEG ZUR GESUNDHEIT

Ich beginne meinen Arbeitstag immer mit einer Kombination aus drei Shakes (SRC) (siehe Kapitel 9). Durch diese Kombination habe ich alle wichtigen »Vitalstoffe« für den Tag. Einmal am Tag gehe ich joggen und bringe mir meine Wildkräuter aus dem Wald mit (im Winter vermehrt Superfoods und Wintergemüse). Abends esse ich gerne auch mal eine warme Mahlzeit. Die Anfangsphase kann durchaus hart sein, da das Verlangen nach gewohnten Nahrungsmitteln immer größer wird. Doch schon nach der ersten Woche wirst du den Fortschritt spüren und die herkömmlichen Gerichte automatisch reduzieren. Nach einer Weile wird dir deine neue Art der bewussten Ernährung sogar Freude bereiten. Mir macht es riesigen Spaß sich mit dem Körper auseinanderzusetzen und die neusten Ernährungstipps auszuprobieren, um festzustellen, was mir gut tut und was nicht. Wer krampfhaft versucht etwas zu erreichen, wird wahrscheinlich wenig Erfolg haben. Sei dankbar und offen für jede Information die du bekommst und probiere es aus, denn Probieren geht schließlich über Studieren. Wenn du anfängst dich mit deinem Körper zu beschäftigen, wird er dir automatisch zeigen, was gut für dich ist und was nicht. Abschließend findest du ein paar Beispielrezepte für den Start in deine Ernährungsumstellung mit grünen Smoothies.

Ich wünsche Dir viel Spaß und Erfolg beim Erreichen deiner Ziele.

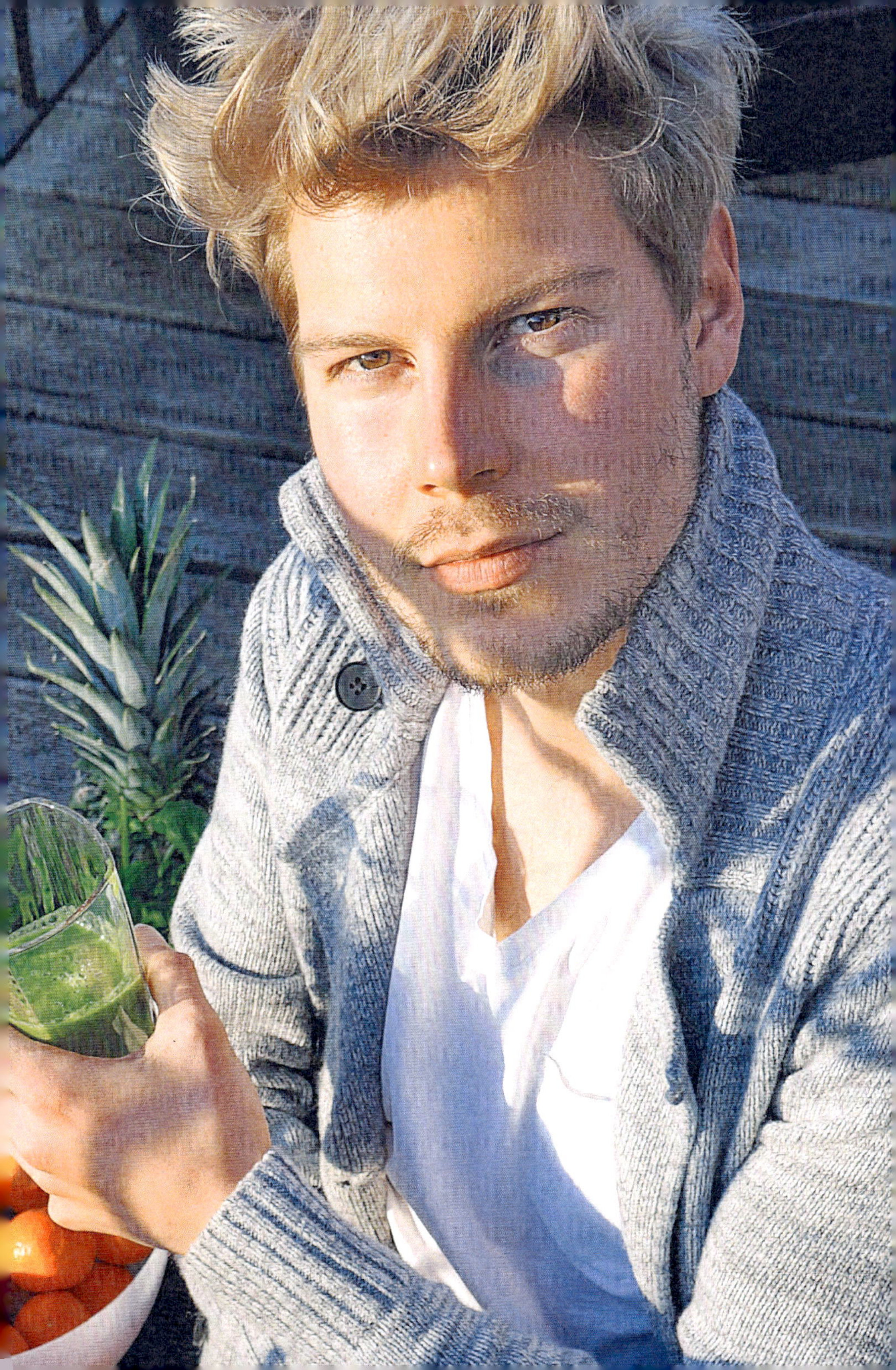

KAPITEL 9

MEIN SMOOTHIE REPERTOIRE

Hier kannst du ausprobieren, um schließlich eigene Variationen zu entwickeln.

PROBIERE – EXPERIMENTIERE – KREIERE

Für optimale Smoothies gilt:

Alle Zutaten sollten aus biologischem Anbau stammen. Bananen, Mangos, Kiwis und andere Obstsorten sollten möglichst reif sein. Alles Grün möglichst frisch verwenden.

3 Erfrischende Sonnenschein Smoothies

1

Zutaten:

1 Apfel, 1 Birne,
1 Banane,
1/3 Avocado,
½ Zitrone,
½ Ananas,
Handvoll Spinat,
1 EL Erdnussmus,
8 Eiswürfel,
0,5l stilles Wasser

2

Zutaten:

2 Bananen, 2 Äpfel,
1 Zitrone,
Mangold, Spinat,
Chlorella, Maca,
8 Eiswürfel,
Schuss Olivenöl,
ca. 0,4l Wasser

3

Zutaten:

1 Ananas,
½ Mango,
1 Zitrone,
Handvoll Feldsalat,
Schuss Mandelöl,
8 Eiswürfel,
1 TL Lucuma,
ca. 0,4l Wasser

Eisen Smoothie

Zutaten:

2 Äpfel, 1 Zitrone, Handvoll Himbeeren & Blaubeeren, Handvoll Petersilie, 2 Banane, 1/3 Avocado, Handvoll Grünkohl, ca. 0,5l Wasser

Haut & Haar Smoothie

Zutaten:

1 Apfel, 2 Kiwi, 1 Zitrone, 1/3 Avocado, 2 Bananen, ½ Gurke, Handvoll Brennnessel, 1 TL Chlorella Pulver, 0,5l Wasser

Superfood Smoothie

Zutaten:

½ Ananas, 1 Zitrone, 2 Bananen, 1/3 Avocado, Handvoll Feldsalat, 2 TL Maca Pulver, 5 Kakaobohnen, 2 TL Weizengras Pulver, ca. 0,5l Wasser

Antiparasiten Smoothie

Zutaten:

3 grüne Äpfel, ½ Zitrone, ½ Zwiebel, 2 Knoblauchzehen, 1 rote Chilischote, großes Stück Ingwer, ca. 350ml Wasser

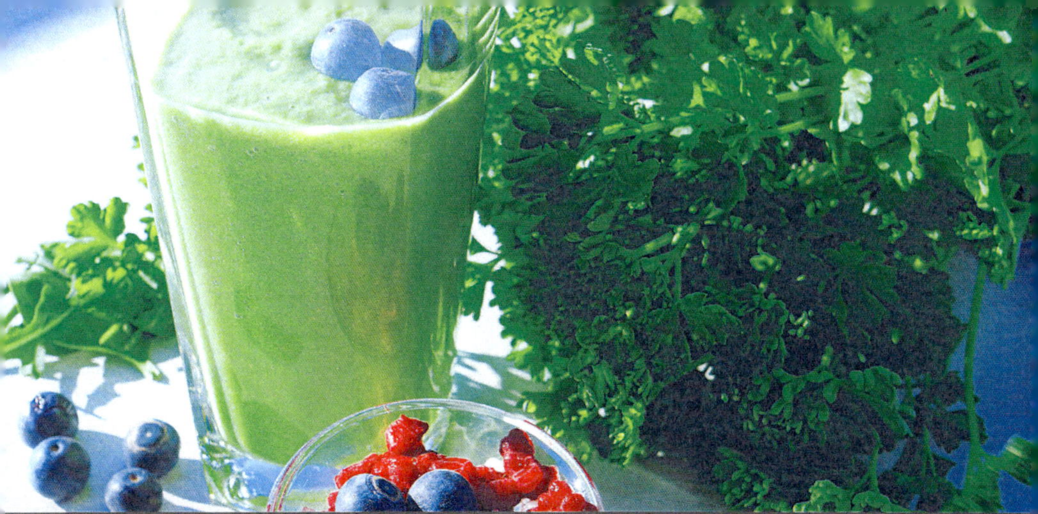

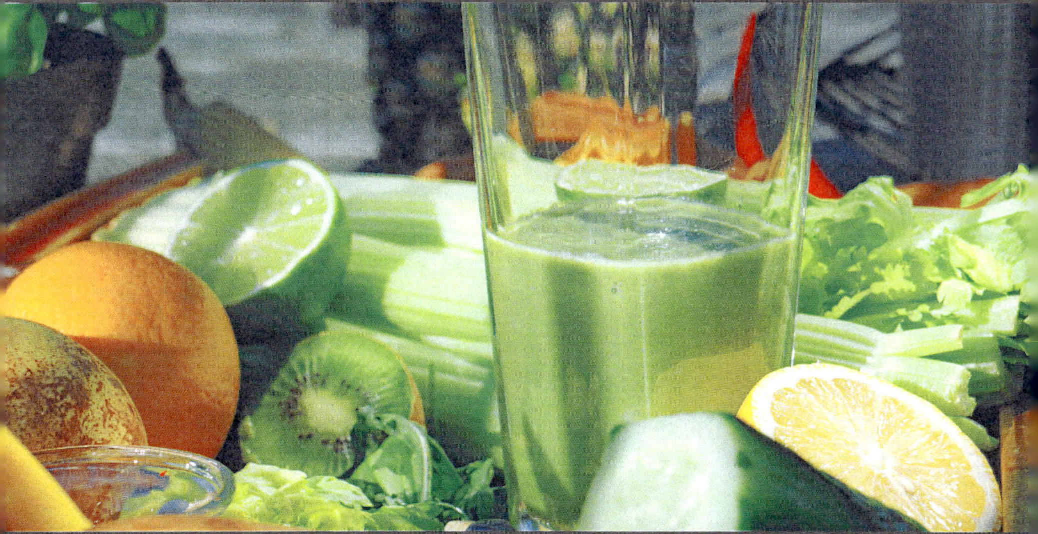

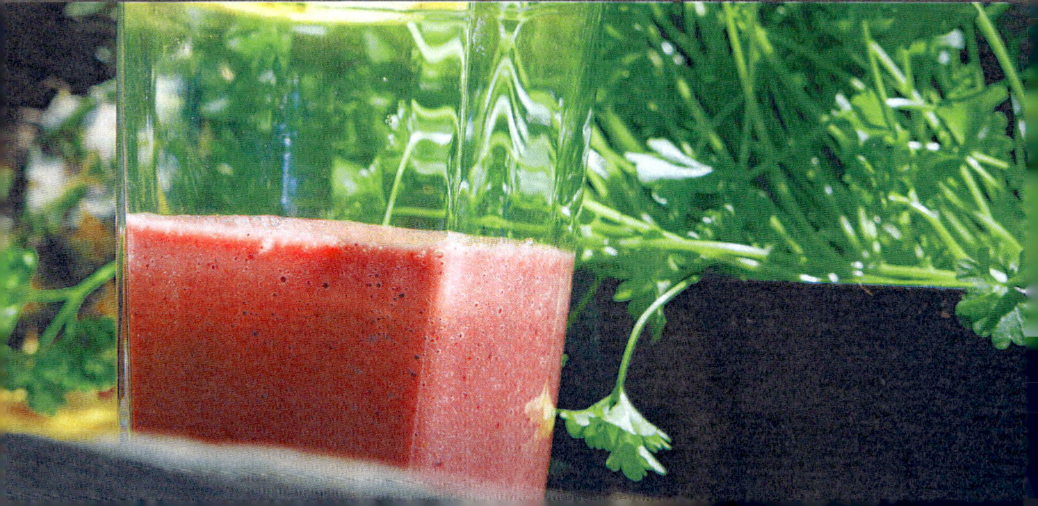

Nieren-stärkungs-Smoothie

Zutaten:

3 Orangen, 1 Zitrone, 1 Grapefruit, 2 grüne Äpfel, 6 EL Apfelessig, ½ TL Chili, Handvoll Cranberrys, 0,5l Wasser

Fatburner Smoothie

Zutaten:

2 Äpfel, 1 Zitrone, 1 Grapefruit, 1 Orange, Daumenstück Ingwer, ½ TL Chili oder Peperoni, Schuss Apfelessig, ca. 0,5l Wasser

Herzhafter Smoothie

Zutaten:

½ Ananas, 3 Bananen, 1 Zitrone, 3-5 Mangoldblätter, 5-10 Vanilletropfen, ca. 0,5l Wasser

Hurricane Smoothie

Zutaten:

2 Tomaten, 1 TL Cayenne Pfeffer, 2 EL Kokosmus, 2 Bananen, 1 Apfel, Daumenstück Ingwer, Handvoll Giersch, 1 TL Fo-Ti, ca. 0,5l stilles Wasser

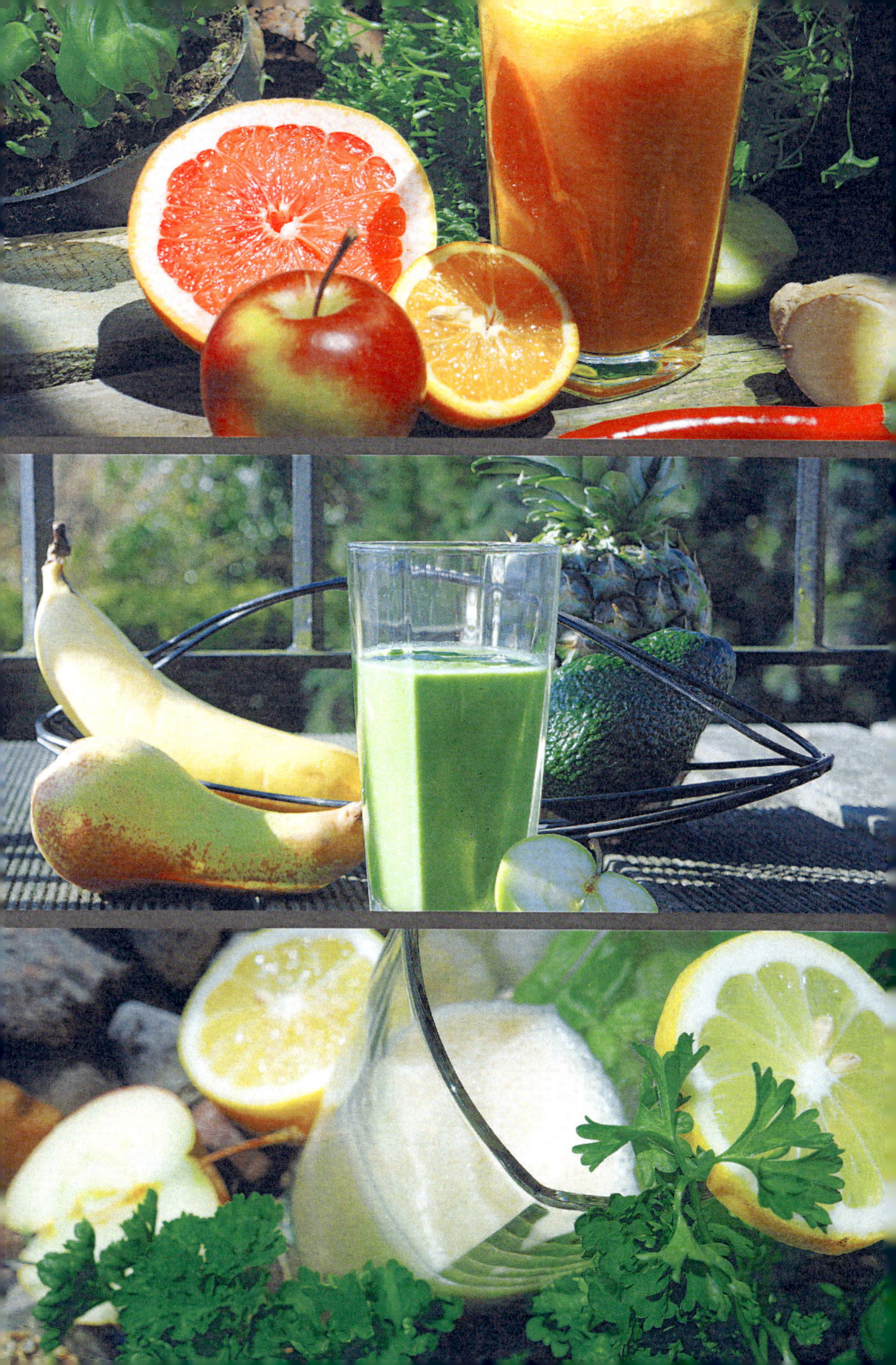

Leber-Stärkungs-Smoothie

Zutaten:

2 Limetten, 2 Orangen, 1 Zitrone, Handvoll Löwenzahn, 1 Banane, 2 TL Weizengras, ca. 350ml. Wasser

Genießer Smoothie

Zutaten:

reife Mango, reife Banane, ½ TL Lucuma, ½ Zitrone, Handvoll Spinat, 6-8 Blätter Minze, 0,5l Wasser

Saurer Smoothie

Zutaten:

3 Rhabarberstangen, 1 Orange, 2 Bananen, 5 Blätter Basilikum, Handvoll Feldsalat, ½ Tasse Leinsamen, ca. 0,5l stilles Wasser

Weihnachts-Smoothie

Zutaten:

2 Bananen, ½ Zitrone, 2 Äpfel, 1 EL rohes Mandelmus, Daumenstück Ingwer, 1 TL Chlorella Pulver, Handvoll Rucola, ½ TL Zimt, 0,5l Wasser

LUBRIKATOREN

(benannt nach C. Opitz für die optimale Fettzufuhr)

VEGANER LUBRIKATOR

Zutaten:

2 Bananen, 1 Zitrone, 1 Apfel,
½ TL Zimt, 5 EL (un)geschälte Hanfsamen,
2-3 EL Kokosmus/öl, etwas Wasser

SÜßER LUBRIKATOR

Zutaten:

2 Bananen, 1 Zitrone, 1 Apfel,
½ TL Zimt, 3-5 Aprikosen-kerne, 2 rohe Eier (oder Stück Rohmilchbutter), 2-3 EL Kokosmus/öl, etwas Wasser

SCHARFER LUBRIKATOR

Zutaten:

1 Zitrone, Daumenstück Ingwer,
1TL Chili, 2 Äpfel, 2 rohe Eier
(oder Stück Rohmilchbutter),
2-3 EL Kokosmus/öl, etwas Wasser

1. Rohkost Eis

Banane & Himbeere mit Cashewnüssen

- Die Schale von 4 reifen Bananen entfernen und einfrieren.
- 150g Himbeeren ebenfalls einfrieren
- Die gefrorenen Bananen in einen Mixer geben, dazu:
- 2 EL Kokosmus
- 5 Tropfen Vanille
- 50g Kokosraspeln
- 1-2 Löffel Agavendicksaft oder Honig
- Alles mixen und mit Cashewnüssen servieren

Mit den Himbeeren gleichermaßen vorgehen. Anstelle von Bananen und Himbeeren können auch andere Früchte verwendet werden, wie z.B. Mango, Ananas, Blaubeeren, Erdbeeren oder Kiwi. Zum Dicken eignen sich Kokosraspeln und für den Geschmack kann Erdnussmus, Mandelmus oder Kokosmus verwendet werden. Anstelle von Vanille können Kakaobohnen, Nüsse oder Goji-Beeren verwendet werden. Hier sind der Kreativität keine Grenzen gesetzt.

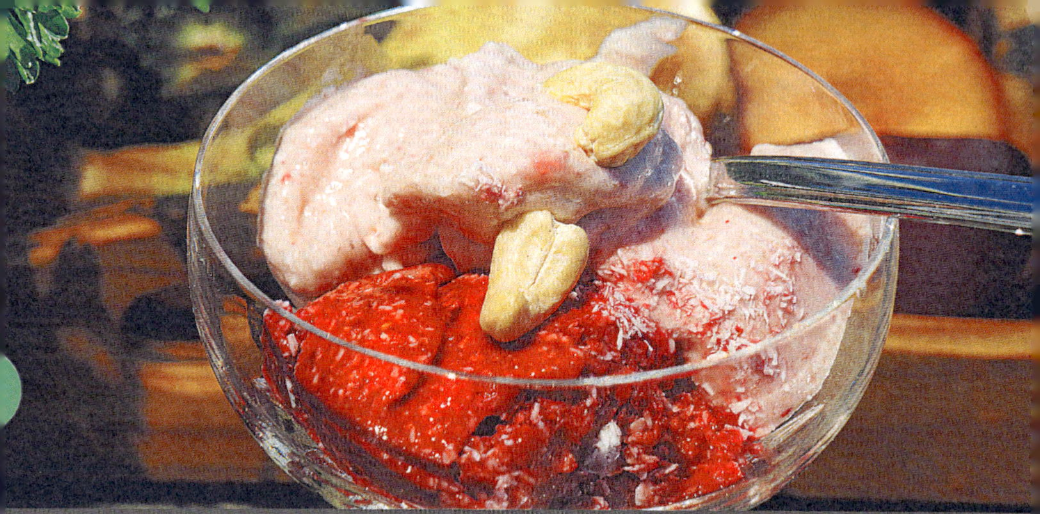
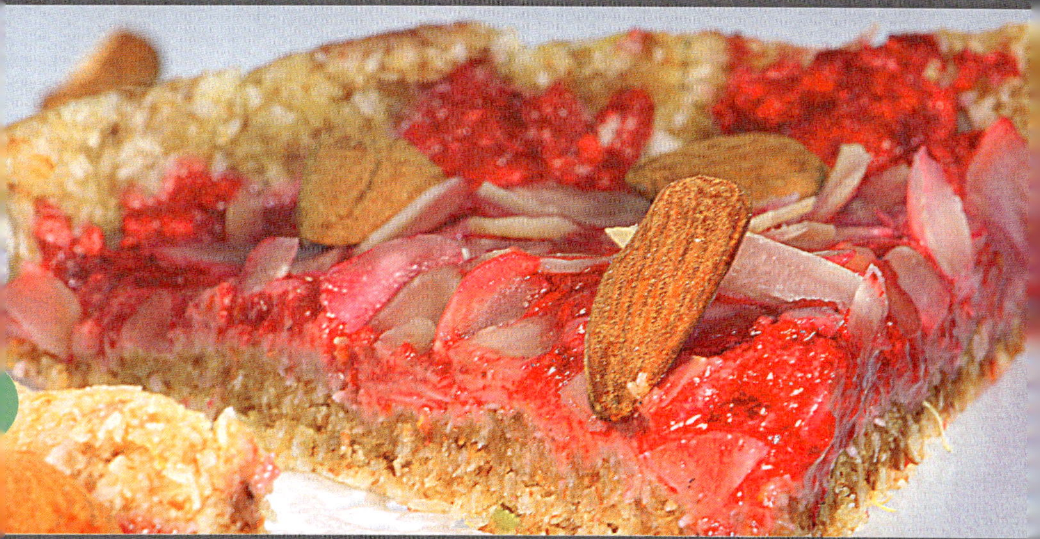
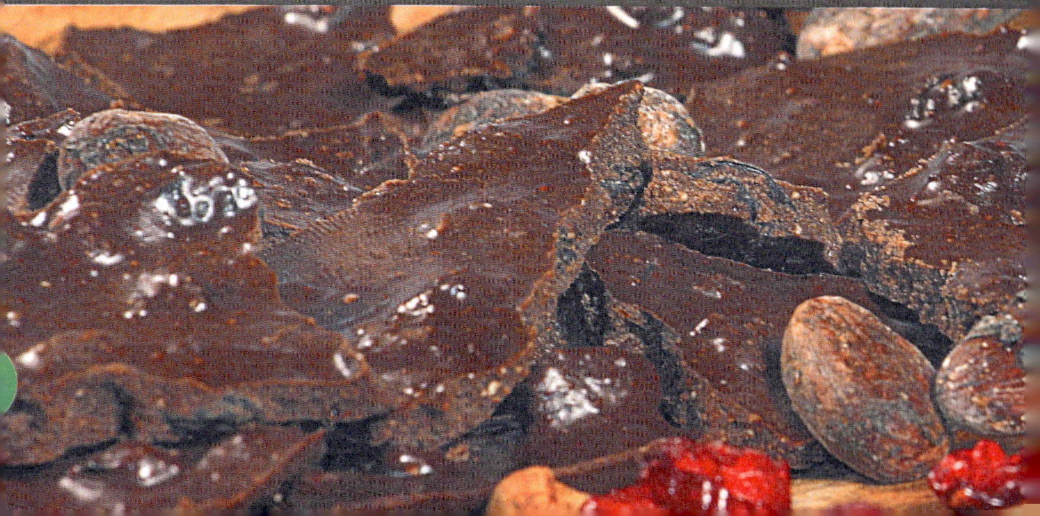

2. BASISCHER-ROHKOST-KUCHEN

Zutaten für den Boden:

- 150g gemahlene Nüsse (Mandeln, Haselnüsse, etc.)
- 150g Datteln
- 100g Kokosraspeln
- 2-3 EL Honig
- 1 TL Zimt
- Saft von einer Orange

Alles in einen Mixer geben und pürieren.
Anschließend in eine Backform geben und in die Form drücken.

Zutaten für die Füllung:

- 3 Löffel Kokosöl oder Kokosmus
- 250g gefrorene Himbeeren
- 50g Kokosraspeln

Alles in einen Mixer und pürieren.
Anschließend auf dem Kuchenboden verteilen.

3. ROHKOST-SCHOKOLADE SELBER MACHEN

Zutaten:

- 100ml Kokosöl (leicht im Wasserbad erwärmen)
- 100g Erdnussbutter oder Mandelmus
- 5 Esslöffel Carobpulver
- 5 Esslöffel Kokosblütensirup oder Agavendicksaft
- 1 Teelöffel Zimt oder Lucuma
- 200g Kakaobohnen

Alles in einem Mixer zu einem cremigen Brei verrühren und ab in den Gefrierschrank. Nach 1 Stunde ist die Schokolade fertig. Andere Variationen mit z.B. Nüssen, Cranberrys oder Chili sind auch möglich.

Kapitel 10

VIER WOCHEN SRC

VIER WOCHEN SRC

Die »Sexy Rawfood Combination« (SRC) ist eine Ernährungsweise, die aus der Kombination der drei wichtigsten Shakes besteht:

- Grüner Smoothie,
- Lubrikator,
- Fatburner.

Die Kombination dieser Smoothies, beinhaltet alle nötigen Vitalstoffe, Enzyme und ausreichend Flüssigkeit, die du für den Tag benötigst. Es werden morgens alle drei Shakes hergestellt und über den Tag verteilt getrunken. Die Reihenfolge der Einnahme ist irrelevant. Wichtig ist, dass immer erst bei einem plötzlichen Hungergefühl ein Schluck getrunken wird. Das verhindert Heißhungerattacken auf Süßigkeiten und Brot. Außerdem sollte jeder Schluck ein paar Sekunden eingespeichelt werden, damit es zu keinen unangenehmen Verdauungsproblemen kommt, denn die Verdauung beginnt bereits im Mund. Je länger wir den Smoothie einspeicheln, desto leichter wird es für das anschließende Verdauungssystem.

Zusätzlich muss mindestens drei mal die Woche a 60 Minuten Sport betrieben werden. Ausreden zählen nicht. Wenn du abnehmen willst oder dein Wohlbefinden steigern möchtest, kommst du nicht drumherum. Es geht hierbei nicht nur ums Abnehmen, »schön trinken« oder gesund werden. Du wirst dabei deinen Körper völlig neu entdecken und automatisch spüren, welche Nahrungsmittel dich positiv oder auch negativ verändern (bewusste Ernährung). Dieses Geschenk ist ein riesiger Mehrwert für dein Leben. Wenn du begreifst, welche Nahrungsmittel dich bremsen und welche dich voran treiben, wirst du letztendlich bei dieser Ernährung bleiben. Du brauchst dir keine Sorgen mehr über deine Gesundheit zu machen und bist allgemein unabhängiger. Du hast nun alles selber in der Hand. Besorge dir einen guten Mixer, fange an deine eigenen Smoothies zu machen und bringe dich auf Hochtouren.

SRC-BEISPIELPLAN FÜR 4 WOCHEN

Abschließend findest du einen Beispielplan, wie du vier Wochen lang Grüne Smoothies auf verschiedene Arten zaubern kannst. Für den Lubrikator und den Fatburner verwende die Rezepte aus dem Kapitel 9. Am Samstag und Sonntag ist deine Kreativität gefordert.

4-Wochen SRC, Zusammenfassung:

- Zubereitung der drei Shakes:
  Grüner Smoothie, Lubrikator und Fatburner,
- bei Hungergefühl trinken (einspeicheln!),
- sportliche Aktivität (mindestens jeden zweiten Tag),
- Reduzierung der Einnahmen von Fertigprodukten.

1. WOCHE

Jeden Tag	*1x Lubrikator +++ 1x Fatburner +++ 1x Smoothie*
Montag	*Smoothie:* Apfel, Rhabarber, Banane, Avocado, Orange, Agaven Dicksaft, Giersch, Spirulina
Dienstag	*Smoothie:* Apfel, Birne, Banane, Zitrone, Spinat, Ananas, Basilikum, Erdnussmus
Mittwoch	*Smoothie:* Apfel, Banane, Dattel, Orange, Feldsalat, Minze, Maca, Kakaobohnen
Donnerstag	*Smoothie:* Apfel, Banane, Tomate, Ingwer, Cayenne Pfeffer, Kokosöl, Chlorella, Mangold
Freitag	*Smoothie:* Kiwi, Ananas, Apfel, Avocado, Zitronenmelisse, Zitrone, Wirsing-Kohl, Gerstengras-Pulver, Lucuma

2. WOCHE

Jeden Tag	*1x Lubrikator +++ 1x Fatburner +++ 1x Smoothie*
Montag	*Smoothie:* Birne, Banane, Apfel, Fo-Ti, Grünkohl, Agaven-Dicksaft, Zimt, Goji-Beeren
Dienstag	*Smoothie:* China Kohl, Spinat, Banane, Apfel, Fo-Ti, Agaven Dicksaft, Chilischote
Mittwoch	*Smoothie:* Brokkoli, Zitrone, Ananas, Bananen, MaKao Pulver, Birne, Avocado
Donnerstag	*Smoothie:* Himbeere, Apfel, Zitrone, Banane, Vanilletropfen, Stauden Sellerie, Spitzkohl, Gerstengras
Freitag	*Smoothie:* Mango, Paprika, Apfel, Banane, Grünkohl, Reishi Pulver, Birne, Lucuma, Paranüsse

3. WOCHE

Jeden Tag	*1x Lubrikator +++ 1x Fatburner +++ 1x Smoothie*
Montag	*Smoothie:* Ananas, Banane, Avocado, Apfel, Roma Salat, Fo-Ti, Gerstengras
Dienstag	*Smoothie:* Heidelbeere, Banane, Apfel, Kiwi, Zitrone, Feldsalat, Chlorella,
Mittwoch	*Smoothie:* Kokosmus, Apfel, Banane, Birne, Schwarzkohl, Spirulina, Hanfsamen, Ingwer
Donnerstag	*Smoothie:* Apfel, Banane, Zitrone, Spinat, Honig, Schuss Olivenöl, Kakaobohnen
Freitag	*Smoothie:* Apfel, Mango, Pflaume, Cayenne Pfeffer, Schuss Mandelöl, Baobab, Brennnessel, Zitrone

4. WOCHE

Jeden Tag	*1x Lubrikator +++ 1x Fatburner +++ 1x Smoothie*
Montag	*Smoothie:* Kokosnussfleisch, Zitrone, Banane, Apfel, Birne, Spinat, Lucuma, Cashewnussmus
Dienstag	*Smoothie:* Ingwer, Mangold, Johannisbeeren, Banane, Agaven Dicksaft, Avocado, Minze, Staudensellerie
Mittwoch	*Smoothie:* Ananas, Banane, Birne, Apfel, Löwenzahn, Goji-Beeren, Weizengras
Donnerstag	*Smoothie:* Orange, Rhabarber, Apfel, Banane, Basilikum, Kakaobohnen, Roma Salat, Avocado
Freitag	*Smoothie:* Birne, Ananas, Giersch, Banane, Hanfsamen, Apfel, Mandelmus

TEILE DEINE ERFAHRUNGEN

Teile deine Erfahrungen im SRC-Blog. Ich freue mich über jeden Kommentar auf www.sexyrawfood.de.

DEINE REZEPT-NOTIZEN:

Notiere dir deine eigenen Rezepte, damit du deine Lieblingsrezepte auch nicht vergisst:

Zucker: Süßigkeiten, Salatsoßen, Müsli, Brot, Fertiggerichte, weißer und brauner Reis!

→ keine Nährstoffe, entzieht dem Körper Mineralstoffe

(→) Darm, ~~[illegible]~~ Diabetes, dick, depressiv, müde

Brot: Weizen- und Vollkorn nicht gesund; Gluten = Klebeeiweiß / statt dessen Teffmehl, Kokosmehl, [illegible]

Milchprodukte: Kuhmilch, Käse, Joghurt, Quark, Vollmilchschokolade

statt dessen: Reismilch, Mandel-Milch, Kokosmilch, Sojamilch

Fleisch + Fisch: kritisch, reduzieren, Qualität

---

1. Reinigung:

a) 1 großer Löffel Bittersalz in einem Glas warmem Wasser dann joggen!

b) alle 6 Monate gründliche Darmreinigung und anschl. Aufbau der Darmbakterien (Einnahme von Milchsäurebakterien, z.B. Combi Flora)

2. Esse nur, wenn Du hungrig bist!

3. Täglich einen grünen Smoothie (mit Wildkräutern)
   - aus biologischem Anbau

Literatur & Quellen

T. Colin Campbell – China Study: Die wissenschafliche Begründung für eine vega
Körper und Seele heilt, 2011 /// Ekkehard S Scheller - Candidalismus: Getarnte
David Wolfe – Die Sonnendiät, 2001 /// Markus Rothkranz – Schön & gesund, 2
/// Dr. Hiromi Shinya – Lang leben ohne Krankheit, 2008 /// Fritz Albert Popp
Christian Guth, Burkhard Hickisch – Grüne Smoothies, 2012 /// Dr. Brian Clem
http://www.zentrum-der-gesundheit.de/gruenkohl.html /// http://www.zentrum
sport-ist-gesund.php /// http://www.epochtimes.de/Gesundheit/Vorbeugen/Stu
php?option=com_content&view=article&id=12:mineralien-sind-nicht-gleich-mine
http://www.einlangesleben.de/index.php?option=com_content&view=article&id=4
biomedizin-blog.de/de/gesunde-snacks-gegen-krebs-wp261-121.html /// http://in
etter-hoehere-intelligenz-der-kinder.html /// http://www.uni-jena.de/Mitteilun
rohvolution.ch/2009/03/was-sind-superfoods/ /// http://www.gandhi-auftrag.de/
w=article&id=47:vitamin-b-12-ein-mangel-kann-ursache-vieler-symptome-sein&c
planet-wissen.de/natur_technik/forschungszweige/nanotechnologie /// http://w
muell-belastet.html /// http://www.bleib-gesund-service.de/-heilpflanzen/peper

2011 /// Ruediger Dahlke – Peace Food: Wie der Verzicht auf Fleisch und Milch
n Blut, 2011 /// Moritz – Die wundersame Leber und Gallenblasenreinigung ///
thkranz – Heile Dich selbst, 2010 /// Christian Opitz – Befreite Ernährung, 2012
Nahrung, 2011 /// Dr. med. William Davis – Weizenwampe, 2013 /// Dr. med.
bensMittel, 2012 /// Dr. Hulda Reger Clark - Heilverfahren aller Krebsarten ///
a-gefahr-schweiss-deodorants.html /// http://www.koehler-pharma.de/024_spor/
en_kann_Leben_retten-a1056744.html /// http://www.einlangesleben.de/index.
omineralien-ur-essenz-so-besonder-macht&catid=13:einleitung&Itemid=96 ///
rung&catid=22:dr-switzers-wildkraeuter-vitalkost&Itemid=69 /// http://www.
ntergruende/deutschland/eva-herman/forscher-stillende-muetter-sind-andere-mu-
sbecker.html /// http://effektplacebo.wordpress.com/rohkost-diat/ /// http://
fette.htm /// http://www.einlangesleben.de/index.php?option=com_content&vie-
vitalkost&Itemid=72 /// http://www.roh-vegan.de/zitate.htm /// http://www.
ontraste/archiv/kontraste-vom-05-09-2013/frisch-und-giftig--fische-durch-plastik-

Colophon

Zweite Auflage 2014
Herstellung und Verlag:
BoD - Books on Demand, Norderstedt
ISBN 978-3-7357-2532-5

mail: info@sexyrawfood.de
web: www.sexyrawfood.de

Lektorat:
Janice Emde,
Maren Pusback

Gestaltung:
Tim Grochowski

Verwendete Schriften:
Minion Pro von Robert Slimbach,
Amatic von Vernon Adams

Foto-Nachweis:
Hans-Joachim Thalau (Titelbild, S. 107 Bild 2 und 3)